Training progressiver Muskelentspannung für Kinder

Training progressiver Muskelentspannung für Kinder

von
Vanessa Speck

2., korrigierte Auflage

HOGREFE

GÖTTINGEN · BERN · WIEN · PARIS · OXFORD · PRAG
TORONTO · BOSTON · AMSTERDAM · KOPENHAGEN
STOCKHOLM · FLORENZ · HELSINKI

Dipl.-Psych. Vanessa Speck, geb. 1976. 1995–2001 Studium der Psychologie in Tübingen und Freiburg. 2002–2004 Mitarbeiterin in der Abteilung für Klinische Psychologie der Universität Basel. Seit 2004 Tätigkeit als Psychotherapeutin in psychiatrisch-psychotherapeutischen Kliniken in Zug (Schweiz) und in Bad Säckingen. 2008 Approbation als Psychologische Psychotherapeutin (Verhaltenstherapie).

Zu diesem Manual ist zusätzlich eine Audio-CD mit Entspannungstexten lieferbar (Speck: Progressive Muskelentspannung für Kinder. ISBN 978-3-8017-1880-0).

Wichtiger Hinweis: Der Verlag hat für die Wiedergabe aller in diesem Buch enthaltenen Informationen (Programme, Verfahren, Mengen, Dosierungen, Applikationen etc.) mit Autoren bzw. Herausgebern große Mühe darauf verwandt, diese Angaben genau entsprechend dem Wissensstand bei Fertigstellung des Werkes abzudrucken. Trotz sorgfältiger Manuskriptherstellung und Korrektur des Satzes können Fehler nicht ganz ausgeschlossen werden. Autoren bzw. Herausgeber und Verlag übernehmen infolgedessen keine Verantwortung und keine daraus folgende oder sonstige Haftung, die auf irgendeine Art aus der Benutzung der in dem Werk enthaltenen Informationen oder Teilen davon entsteht. Geschützte Warennamen (Warenzeichen) werden nicht besonders kenntlich gemacht. Aus dem Fehlen eines solchen Hinweises kann also nicht geschlossen werden, dass es sich um einen freien Warennamen handelt.

> **Bibliografische Information der Deutschen Nationalbibliothek**
> Die Deutsche Nationalbibliothek verzeichnet diese Publikation in der Deutschen Nationalbibliografie; detaillierte bibliografische Daten sind im Internet über http://dnb.dnb.de abrufbar.

© 2005 und 2013 Hogrefe Verlag GmbH & Co. KG
Göttingen • Bern • Wien • Paris • Oxford • Prag • Toronto • Boston
Amsterdam • Kopenhagen • Stockholm • Florenz • Helsinki
Merkelstraße 3, 37085 Göttingen

http://www.hogrefe.de
Aktuelle Informationen • Weitere Titel zum Thema • Ergänzende Materialien

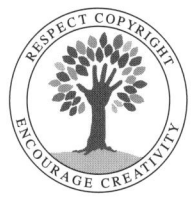

Das Werk einschließlich aller seiner Teile ist urheberrechtlich geschützt. Jede Verwertung außerhalb der engen Grenzen des Urheberrechtsgesetzes ist ohne Zustimmung des Verlags unzulässig und strafbar. Das gilt insbesondere für Vervielfältigungen, Übersetzungen, Mikroverfilmungen und die Einspeicherung und Verarbeitung in elektronischen Systemen.

Satz: ARThür, Grafik-Design & Kunst, Weimar
Gesamtherstellung: AZ Druck und Datentechnik, Kempten
Printed in Germany
Auf säurefreiem Papier gedruckt

ISBN 978-3-8017-2568-6

Inhaltsverzeichnis

Vorwort 7

Kapitel 1: Die Progressive Muskelentspannung nach Jacobson 9
1.1 Die Methode der Progressiven Muskelentspannung 9
1.2 Wirkungen Progressiver Muskelentspannung 9

Kapitel 2: Anwendungsbereiche des Trainings 11

Kapitel 3: Die Durchführung des Trainings 13
3.1 Rahmenbedingungen 13
3.2 Ausstattung 13
3.3 Aufbau der Trainingssitzungen 13
3.4 Nebenwirkungen und Schwierigkeiten 16
3.5 Bewertung des Trainings durch die teilnehmenden Kinder 18

Kapitel 4: Die Trainingssitzungen 21
4.1 Erste Sitzung 21
4.2 Zweite Sitzung 25
4.3 Dritte Sitzung 29
4.4 Vierte Sitzung 33
4.5 Fünfte Sitzung 37
4.6 Sechste Sitzung 40
4.7 Siebte Sitzung 43
4.8 Achte Sitzung 47
4.9 Neunte Sitzung 50
4.10 Zehnte Sitzung 54
4.11 Elfte Sitzung 57
4.12 Zwölfte Sitzung 60
4.13 Dreizehnte Sitzung 63
4.14 Vierzehnte Sitzung 67
4.15 Fünfzehnte Sitzung 71
4.16 Sechzehnte Sitzung 74

Literatur 77

Anhang 79
Anleitungen zur Entspannungsübung 79
Arbeitsblätter 87
Materialien für Rollenspiele 101

CD-ROM

Die CD-ROM enthält PDF-Dateien mit den Arbeitsmaterialien aus dem Anhang des Buches, die zur Durchführung des Gruppentrainings verwendet werden können.

Die PDF-Dateien können mit dem Programm Acrobat® Reader (eine kostenlose Version ist unter www.adobe.com/products/acrobat erhältlich) gelesen und ausgedruckt werden.

Vorwort

Entspannung und Erholung ist eine Voraussetzung für Kinder und Erwachsene, um Funktionstüchtigkeit und Wohlbefinden zu erhalten und sich vor Überlastung zu schützen.

Unspezifische Entspannung kann im Alltag herbeigeführt werden durch subjektiv angenehm wirkende und Ruhe induzierende Tätigkeiten, mit denen man „abschalten" oder sich ausruhen kann.

Dieser individuellen Art der Entspannung wird häufig wenig Beachtung geschenkt, sie wird nur in geringem Maße entwickelt, nur unregelmäßig eingesetzt und versagt häufig gerade bei zunehmender Belastung, wenn sie vor Stressoren schützen sollte. Mit dem systematischen und regelmäßigen Einüben von standardisierten Entspannungstechniken kann ein Entspannungszustand willkürlich, schnell und effektiv selbst herbeigeführt werden und gezielt vor, während und nach Belastungssituationen eingesetzt werden.

Gerade auch für Kinder und Jugendliche scheint es wichtig in unserer jetzigen Zeit, im Alltag immer wieder zu Ruhe und Entspannung finden zu können. Die Lebenssituation von Kindern und Jugendlichen wird häufig von Hektik, Unruhe, Leistungsdruck geprägt. Viele Kinder und Jugendliche haben nie gelernt, eine individuelle Art der Entspannung zu entwickeln und einzusetzen.

Kinder und Jugendliche können durch den Einsatz von Entspannungstechniken lernen, sich im Alltag Ruhe- und Entspannungsmomente zu errichten. Diese sind Voraussetzung für eine gesunde psychische und physische Entwicklung von Kindern und Jugendlichen. Standardisierte Entspannungstechniken sind keine „Wunderwaffen" oder „Allheilmittel". Aber Kinder und Jugendliche können lernen, die gut geübte Entspannungstechnik gezielt als eine Bewältigungsstrategie in verschiedenen Stresssituationen einzusetzen und sich damit vor Überlastung zu schützen. Das Entspannungstraining kann Kindern und Jugendlichen helfen, ihre Emotionen vermehrt zu regulieren, das Verhalten besser zu kontrollieren und günstigere Lernvoraussetzungen zu schaffen.

Bei Kindern, die durch Angst, Aggressivität, Unruhe und Hyperaktivität, Aufmerksamkeits- und Lernschwierigkeiten beeinträchtigt sind, können durch den Abbau von Erregung günstige Voraussetzungen für weitere klinische Interventionen oder für eine gezielte Bewältigung von Schwierigkeiten geschaffen werden (vgl. Petermann, 2012).

Das Therapiemanual richtet sich in erster Linie an Fachpersonen, die 8- bis 12-jährige Kinder therapeutisch, pädagogisch oder heilpädagogisch in der Gruppe betreuen. Ziel des Trainings ist es, 8- bis 12-jährige Kinder in der Gruppe präventiv im Hinblick auf eine gesunde Entwicklung und ein gesteigertes Wohlbefinden zu fördern. Auch Kinder mit psychosozialen Problemen, Verhaltensauffälligkeiten oder chronischen körperlichen Erkrankungen können therapiebegleitend von dem Training Progressiver Muskelentspannung profitieren.

Das Trainingsprogramm besteht aus 16 Sitzungen, die aufeinander aufbauen. Schwerpunkt ist das Erlernen der Progressiven Muskelentspannung nach Jacobson und der gezielte Einsatz des Entspannungsverfahrens. Weiterhin werden systematisch Übungen, Spiele und Rollenspiele zum Aufbau sozialer Kompetenz und Alltagsbewältigung, zur Förderung der Wahrnehmung von Gefühlen, vom Körper und deren Zusammenhängen durchgeführt. Durch Entspannungsgeschichten und imaginative Übungen wird die Fantasie angeregt und die Motivation gestärkt.

Das Manual entstand am Institut für Psychologie der Universität Basel als unspezifisch wirkende, gesundheits- und ressourcenfördernde Gruppentherapie für übergewichtige Kinder, die gleichzeitig störungsspezifisch behandelt wurden. Das Trainingsprogramm hat sich bei der Durchführung mit mehreren Gruppen bewährt und wurde von den teilnehmenden Kindern als gut und hilfreich bewertet.

Zunächst folgt ein theoretischer Teil, der in Kürze die Progressive Muskelentspannung und ihre Wirkungen vorstellt. Anschließend werden die Anwendungsgebiete und Gegenindikationen des Trainings beschrieben sowie die Bedingungen der Durchführung, Schwierigkeiten, Bewertung des Trainings und der Aufbau der Sitzungen. Im praktischen Teil wird zu den 16 aufeinanderfolgenden

Sitzungen das Vorgehen so beschrieben, dass das Manual unmittelbar als Vorlage für die GruppenleiterIn/TherapeutIn anwendbar ist.

Die Bezeichnungen GruppenleiterIn und TherapeutIn werden gleichbedeutend verwendet. Selbstverständlich sind hiermit sowohl weibliche als auch männliche Therapeuten gemeint.

Vielen Dank an Dr. Simone Munsch, lic. phil. Binia Roth und Prof. Dr. Jürgen Margraf, die mir das Verfassen dieses Manuals ermöglicht und mich bei der Veröffentlichung unterstützt haben. Sandra Roth gilt mein Dank für ihre textgestalterische und kotherapeutische Hilfe.

Lörrach, Mai 2013 *Vanessa Speck*

Kapitel 1

Die Progressive Muskelentspannung nach Jacobson

1.1 Die Methode der Progressiven Muskelentspannung

In den 30er Jahren stellte der amerikanische Physiologe Edmund Jacobson eine von ihm entwickelte Entspannungsmethode vor, die *Progressive Muskelentspannung* (Jacobson, 1934). Das Verfahren basiert auf der Grundannahme, dass sich mentale Prozesse und muskuläre Veränderungen wechselseitig beeinflussen. So steigt als Reaktion auf Stresserleben und Angst neben anderen physiologischen Veränderungen die Muskelspannung an. Umgekehrt kann durch die Verringerung der muskulären Spannung Ruhe und Entspannungsempfinden induziert werden, dem Stresserleben entgegengewirkt und mentale und emotionale Aktivität minimiert werden. Die Wirkung der muskulären Entspannung zeigt sich auch in der Abnahme der Herzfrequenz, einer gleichmäßigeren Atmung und einer Zunahme der Verdauung.

Das Ziel von Jacobsons Entspannungsmethode ist die willentliche Reduktion der Spannung einzelner Muskelgruppen. Die Progressive Muskelentspannung ist ein aktives Verfahren, das darauf basiert, einzelne Muskelgruppen in Folge systematisch an- und dann zu entspannen. Durch die Erfahrung des Kontrasts zwischen angespannter und entspannter Muskulatur wird die Sensibilität der Wahrnehmung für An- und Entspannung im Körper systematisch geschult. Personen, die bei passiv-induktiven Verfahren, wie z. B. bei Autogenem Training, Schwierigkeiten haben, sich zu entspannen, erlernen die Entspannung häufig erfolgreicher mit Progressiver Muskelentspannung (PME) (Krampen, 2012a, b). Häufig kann bereits nach den ersten Übungen die Entspannung wahrgenommen werden, was sich förderlich auf die Motivation auswirkt. Gerade Kindern und Jugendlichen sagt es häufig eher zu, die Muskeln jeweils zunächst anzuspannen, um aktiv mitzumachen, und anschließend zu entspannen, um auszuruhen (Merod, 2001).

Die Progressive Muskelentspannung von Jacobson wurde von verschiedenen Autoren aufgegriffen, leicht verändert, verkürzt oder vereinfacht (z. B. von Wolpe, 1958; oder von Bernstein & Borkovec, 1990).

Die Entspannungsmethode wird vielfach in präventiven Stressbewältigungsprogrammen sowie in der psychotherapeutischen Behandlung verschiedener Störungen bei Erwachsenen, Kindern und Jugendlichen als Fertigkeit zur aktiven Bewältigung von angst- und stressauslösenden Situationen, von Schmerzen, Schlafproblemen etc. eingesetzt (z. B. Klein-Heßling & Lohaus, 2012; Hampel & Petermann, 1998; Miller, Breuker & Petermann, 1996). Auch außerhalb des klinischen Kontextes werden für Erwachsene zunehmend Kurse in Progressiver Muskelentspannung angeboten. Für Kinder sind die Angebote im deutschsprachigen Raum bislang jedoch noch sehr dürftig (Ohm, 2000).

Die Effektivität des Verfahrens hinsichtlich der positiven Effekte, v. a. bei Belastungen, psychischen und körperlichen Problemen ist mittlerweile vielfach belegt (bei Erwachsenen siehe Hamm, 1993; bei Kindern z. B. Saile, 1996; Ettrich, 1994; Kröner-Herwig, 1992).

1.2 Wirkungen Progressiver Muskelentspannung

Regelmäßig und erfolgreich durchgeführte Progressive Muskelentspannung wirkt sich auf physiologischer wie auch auf psychischer Ebene kurz- wie auch längerfristig (d. h. eine Weile nach Beendigung der Entspannungsübung) aus. Eine detaillierte Übersicht zu den Wirkungen von systematischen Entspannungsverfahren findet sich bei Vaitl (2000) und Petermann (2012).

Auf körperlicher Ebene treten folgende Veränderungen auf:
- Während und nach der Entspannungsübung sind kardiovaskuläre Veränderungen zu beobachten: Der Herzschlag verlangsamt sich, der Blutdruck nimmt ab und die peripheren Blutgefäße erweitern sich. Diese Veränderungen lassen sich darauf zurückführen, dass die Akti-

vität des sympathischen Nervensystems gedämpft wird.
- Respiratorische Effekte der Entspannung sind die Abnahme der Atemfrequenz und des Atemvolumens. Es kommt zu einer Zunahme der Bauchatmung und einer Abnahme der Zwerchfellatmung, die Atmung wird gleichmäßig mit längeren Pausen zwischen der Ein- und Ausatmung. Der Sauerstoffverbrauch verringert sich.
- Weiterhin treten neuromuskuläre Veränderungen auf: Der Spannungszustand der Skelettmuskulatur verringert sich, es kommt zu einer Erschlaffung der Muskulatur. Gleichzeitig verringern sich die Signale auf das motorische System und damit die Reflextätigkeit.
- Auch die Hautleitfähigkeit verändert sich durch die Dämpfung des sympathischen Nervensystems. Auf Grund einer verminderten Schweißdrüsenaktivität nimmt die elektrische Leitfähigkeit der Haut zu.
- Zentralnervöse Veränderungen, d.h. Veränderungen der hirnelektrischen Aktivität, sind durch das Spontan-EEG messbar. Dieses zeigt eine Zunahme von Alpha-Wellen, die Kennzeichen für einen entspannten Wachzustand sind. Durch regelmäßiges Üben der Entspannung werden Beta-Wellen, Anzeichen für Anstrengung und Belastung, sowie Theta-Wellen, Anzeichen für Dösen oder Einschlafen, vermindert.

Neben körperlichen Veränderungen sind auch psychische Effekte durch den Einsatz von Entspannungsverfahren zu beobachten:
- Im kognitiven Bereich erhöht sich durch den entspannten Wachzustand die selektive Aufmerksamkeit, so dass spezifische Informationen wahrgenommen werden, Außenreize aber vermehrt abgeschirmt werden. Die Konzentrationsfähigkeit, Informationsverarbeitungs- und Gedächtnisprozesse verbessern sich. Dadurch werden günstige Lernvoraussetzungen geschaffen.
- Auch emotionale Veränderungen sind die Folge von erfolgreich durchgeführter Entspannung. So können unangenehme Emotionen wie Angst oder Wut vermindert werden bzw. kaum mehr ausgelöst werden. Es stellt sich ein Gefühl des Ausgeruht-Seins ein, innere Unruhe und Erregtheit werden verringert.
- Auf der Verhaltensebene führt der Entspannungsprozess zu einem verminderten Aktivierungsniveau, motorische Unruhe wird abgebaut und das Verhalten ist ausgeglichener.

Kapitel 2

Anwendungsbereiche des Trainings

Die Anwendung des Trainings Progressiver Muskelentspannung zielt in erster Linie auf die Prävention von Störungen und wird symptom-unspezifisch eingesetzt. Es ist somit geeignet für psychisch und physisch gesunde Kinder, die in ihrer Entwicklung gefördert und in ihrem seelisch-körperlichen Gleichgewicht gestärkt werden sollen (vgl. Merod, 2001). Die physische und psychische Gesundheit der Kinder soll erhalten oder gesteigert werden, indem durch den regelmäßigen und situationsspezifischen Einsatz des Entspannungsverfahrens und andere Übungen ein Schutz vor stressbedingter Überlastung und Kompetenzen zur Bewältigung von Alltagsbelastungen aufgebaut werden.

Folgende Kompetenzen werden gefördert:
- Entspannungsfähigkeit
- Integration von Entspannung in den Alltag
- Bewältigung von Stress, Angst und Ärger
- Körperwahrnehmung
- Wahrnehmung von Gefühlen, Wissen und Wahrnehmung von Zusammenhängen zwischen Gefühlen und Körperempfindungen
- willentliche Steuerung von Körperempfindungen und Gefühlen
- Konzentrationsfähigkeit und Fantasie
- soziale Kompetenz und gegenseitige Akzeptanz
- Selbstakzeptanz und positives Körperkonzept
- Selbstkontrolle und Selbstwirksamkeit

Entspannungsverfahren werden weiterhin eingesetzt, um bei Kindern mit Verhaltensstörungen oder körperlichen chronischen Erkrankungen physische und psychische Erregung abzubauen, günstige Lernbedingungen zu schaffen, Bewältigungsstrategien, soziale Kompetenzen und das Selbstbewusstsein zu steigern.

So sind systematische Entspannungsverfahren indiziert bei (Petermann, Zimmermann & Menzel, 1998; Petermann, 2012; Petermann & Petermann, 2000):
- Angststörungen wie Trennungsangst, Kontaktangst, soziale Unsicherheit, Schulangst und Prüfungsangst
- aggressivem Verhalten, hyperkinetischen Störungen
- Lern-, Aufmerksamkeits- und Teilleistungsstörungen
- Schlafstörungen
- körperlichen Erkrankungen wie Asthma bronchiale, akuten und chronischen Schmerzen (z. B. Spannungskopfschmerz)

Das Trainingsmanual kann keine störungsspezifische Therapie ersetzen und keine Verhaltensprobleme abbauen oder körperliche Erkrankungen „heilen". Es kann jedoch Kinder mit Verhaltensstörungen oder chronischen Erkrankungen ergänzend zur störungsspezifischen Therapie unterstützen, die oben genannten Kompetenzen aufzubauen. Je nach Art und Schwere der Symptomatik sind das Training sowie die äußeren Bedingungen gegebenenfalls anzupassen, z. B. hinsichtlich der Gruppengröße oder der Dauer der Entspannungsübung oder des Zuhörens.

Das Manual ist konzipiert als Anleitung für ein Gruppentraining. Insofern ist es Voraussetzung für die Teilnahme an der Gruppe, dass die Kinder fähig sind, sich in eine Gruppe Gleichaltriger einzufügen und sich in gewissem Maße an Regeln halten zu können. Dies ist z. B. bei Kindern mit sehr aggressivem Verhalten oder starkem Trotzverhalten häufig nicht der Fall. Auch für Kinder mit starker Kontaktangst oder sozialer Unsicherheit kann die Eingliederung in die Gruppe eine Überforderung darstellen. In solchen Fällen können zunächst Einzelsitzungen indiziert sein.

Das Programm eignet sich für 8- bis 12-jährige Kinder. Für die reguläre Durchführung des Programms sollten die Kinder altersgemäß durchschnittliche kognitive Fähigkeiten und die Konzentrationsfähigkeit und Aufmerksamkeitsdauer eines vom Entwicklungsalter 8-jährigen Kindes mitbringen. Bei Kindern mit Konzentrations- und Aufmerksamkeitsstörungen kann das Training mit verkürzten Entspannungsübungen und häufigeren Pausen durchgeführt werden. Für Jugendliche, die älter als 12 Jahre alt sind, ist das Erlernen Progressiver Muskelentspannung generell ebenso empfehlenswert, jedoch sind die meisten Spiele, Geschichten und Körperübungen des Trainingsmanuals nicht altersgemäß und daher ungeeignet für Jugendliche.

Allgemein ist bei Verhaltensauffälligkeiten, psychischen Störungen und Belastungssituationen wie kritische Lebensereignisse oder Krisen der teilnehmenden Kinder eine besonders sorgfältige Beobachtung negativer Reaktionen durch die GruppentherapeutIn notwendig. Entsprechend kann das Training bei Bedarf modifiziert oder das Training verschoben oder abgebrochen werden.

Nicht indiziert ist das Trainingsprogramm bei Krankheitsbildern, bei denen Entspannungsverfahren nicht oder nur unter ärztlicher Aufsicht durchgeführt werden dürfen. Dies betrifft folgende Erkrankungen (Petermann, 2012; Vaitl, 2000; Krampen, 2000; Merod, 2001):

- schwere akute Belastungs- und Krankheitszustände (z. B. akute posttraumatische Belastungsstörung, akute psychotische Störung, schwere depressive Störung)
- Small-Airway-Asthma: Hier besteht das Risiko, dass bei der Entspannungsübung ein Asthmaanfall provoziert wird.
- massive Herz-Kreislauferkrankungen: Die physiologische Wirkung von Entspannung kann ungünstig sein für Kinder mit massiven Herz-Kreislauf-Schwächen oder Herzfehlern.
- akute gastrointestinale Erkrankungen: Die Symptomatik der Erkrankung kann verstärkt werden durch physiologische gastrointestinale Veränderungen bei der Durchführung der Entspannungsübung.
- Epilepsie: Das Risiko ist erhöht, dass ein epileptischer Anfall am Ende der Übung durch das Zurücknehmen der Entspannung ausgelöst wird.

Kapitel 3

Die Durchführung des Trainings

3.1 Rahmenbedingungen

Es empfiehlt sich, die Sitzungen einmal in der Woche durchzuführen. Auf diese Weise ist die Kontinuität gewährleistet, ohne den häufig ausgefüllten Wochenplan der Kinder zu sprengen. Gute Erfahrungen haben wir damit gemacht, das Training ab der 10. Sitzung nur noch zwei- oder vierwöchentlich durchzuführen.

Die Dauer der Sitzungen beträgt 90 Minuten, in denen jeweils mindestens ein Bewegungsspiel oder eine Körperübung den Kindern ermöglicht, zwischendurch „abzuschalten", Unruhe und Bewegungsdrang abzubauen.

Die Gruppe wird durch die TherapeutIn/GruppenleiterIn angeleitet. Die GruppenleiterIn sollte eigene Erfahrungen mit der regelmäßigen Durchführung Progressiver Muskelentspannung gemacht haben. Neben Freude am Umgang mit Kindern ist insbesondere beim Training mit verhaltensauffälligen Kindern pädagogische und/oder therapeutische Kompetenz Voraussetzung der GruppenleiterIn.

Eine KotherapeutIn oder zweite GruppenleiterIn ist im Normalfall nicht zwingend notwendig, kann jedoch z. B. pädagogisch sehr unterstützend wirken, v. a. bei größeren Gruppen oder Teilnehmern mit Verhaltensstörungen.

Die Gruppengröße sollte 8 Kinder nicht überschreiten. Nach unserer Erfahrung hat sich eine Zahl von 4 bis 6 Kindern besonders bewährt.

Bei Kindern mit aggressivem Verhalten, hyperkinetischen Störungen und Aufmerksamkeitsstörungen sollte die Gruppengröße kleiner gehalten werden, um die gegenseitige Ablenkung gering zu halten. Weiterhin ist bei solchen Gruppen häufig eine verkürzte Form der Progressiven Muskelentspannung notwendig, die Schritt für Schritt verlängert werden kann.

3.2 Ausstattung

Die Gruppensitzungen sollten möglichst in einem ruhigen Raum stattfinden, der zum Malen und Schreiben mit einem ausreichend großen Tisch, guter Beleuchtung und bequemen Stühlen ausgestattet ist. Für die Entspannungsübung im Liegen sollten Matten oder Decken und Kissen vorhanden sein. Ausreichend Platz, entweder im Raum oder außerhalb, ist für die Bewegungsspiele notwendig. Weiterhin wird die Entspannungsinstruktion auf CD (vgl. Vanessa Speck: Progressive Muskelentspannung für Kinder. Entspannungs-CD. ISBN 978-3-8017-1880-0) für jeden Gruppenteilnehmer, Papier, Flip Charts, Schreib- und Malstifte, Luftballons und Smiley-Aufkleber/Sticker o. Ä. benötigt. Die Zusatztexte, die die GruppenleiterIn neben den Sitzungsbeschreibungen benötigt, sowie die Arbeitsmaterialien, die den Teilnehmern ausgehändigt werden, finden sich im Anhang (vgl. S. 79 sowie auf der CD-ROM).

Vor der Entspannungsübung sollten die Kinder Gelegenheit erhalten, auf die Toilette zu gehen. Wenig Störgeräusche und gedämpftes Licht, v. a. während der ersten Übungen, sowie bequeme Kleidung fördern weiterhin die Entspannung.

3.3 Aufbau der Trainingssitzungen

Inhaltlich bestehen die Sitzungen des Trainings aus den in Tabelle 1 vorgestellten Verfahren mit unterschiedlichen Zielsetzungen.

Schwerpunkt des Trainingsprogramms ist die Progressive Muskelentspannung. Diese wird in jeder Sitzung durchgeführt. Weiterhin findet in jeder Sitzung eine Pause mit einem Kennenlern- oder Bewegungsspiel statt. Viele dieser Spiel-Ideen stammen aus dem Buch „Spiele zur Entspannung und Konzentration" von R. Portmann und E. Schneider (© Don Bosco-Verlag, München, 14. Auflage 2002). In der Regel findet das Spiel vor der Entspannungs-

Tabelle 1: Verfahren des Trainings im Überblick

Verfahren	Ziel: *Entspannung*
Progressive Muskelentspannung	Herbeiführen von Entspannung
Fantasiereise	Förderung von Fantasie und Entspannung durch geleitete Imagination
Ruhebild	Förderung von Fantasie, Kreativität und Entspannung durch freie Imagination, Kopplung der muskulären Entspannung mit persönlichem Ruhebild, Einsatz des Ruhebildes im Alltag
Körperübung	Förderung des Körperempfindens und der Entspannung durch spielerische Körpermassage
Verfahren	**Ziel: *Wissenserwerb***
Theorie	Wissensvermittlung, Förderung der Motivation für die Progressive Muskelentspannung
Gruppenarbeit	Erarbeitung von Wissen, Förderung der Gruppenkohäsion, gegenseitige Akzeptanz
Tagesprotokoll	Erkennen von Anspannung und Entspannung im Alltag, Zusammenhang mit schwierigen Alltagssituationen
Verfahren	**Ziel: *Aufbau sozialer Kompetenz***
Rollenspiel	Üben des Einsatzes von Progressiver Muskelentspannung in Angst-, Stress und Ärgersituationen, Aufbau sozialer Fertigkeiten
Soziales Kompetenzspiel	Aufbau von Problembewusstsein und sozialen Fertigkeiten
Verfahren	**Ziel: *Motivation, Spaß, Fantasie, Einstimmung***
Geschichte	Förderung von Fantasie, Akzeptanz, Motivation und Spaß, Identifikation; Zugang zu persönlichen Themen
Malen	Förderung von Fantasie, Kreativität, Motivation und Spaß
Einstimmungs-, Stilleübung	Gezielte Hinführung zu persönlichen Erlebnissen, Einstimmung, Herstellung von Ruhe
Bildmeditation	Förderung von Fantasie und Identität
Kennenlern-, Bewegungsspiel	Kennenlernen, Aufbau von Gruppenkohäsion und gegenseitiger Akzeptanz, Bewegung als Ausgleich zur Entspannung, Abbau von Unruhe und Erregung, Wiederherstellung und Aufbau von Konzentration, Förderung von Motivation und Spaß

übung statt, um Unruhe und Erregung abzubauen und die Konzentration wiederherzustellen.

Der Hauptschwerpunkt der ersten drei Sitzungen liegt auf einer theoretischen und praktischen Einführung in die Progressive Muskelentspannung im Sitzen und im Liegen, dem Aufbau von Motivation für das Entspannungsverfahren und natürlich auf dem gegenseitigen Kennenlernen und den Umgangsregeln in der Gruppe. Sitzung 4 bis 6 richtet sich in erster Linie auf den Umgang mit Gefühlen von Stress, Angst und Ärger.

In Sitzung 7 und 8 werden soziale Fertigkeiten trainiert sowie der gezielte Einsatz von Progressiver Muskelentspannung als Hilfe für den kompetenten Umgang mit sozial schwierigen Situationen geübt. Der Nutzen der Entspannungsübungen für schwierige Situationen wird in Sitzung 9 und 10 herausgearbeitet sowie Fertigkeiten wie Zuhören und Helfen geübt. In Sitzung 11 werden weitere soziale Fertigkeiten im Rollenspiel geübt, und in Sitzung 12 wird eine verkürzte Form der Progressiven Muskelentspannung eingeführt.

Um den Zusammenhang zwischen Gefühlen und Körperempfindungen geht es in Sitzung 13, während die Kinder in Sitzung 14 im Rollenspiel nochmals einen anderen Bereich sozialer Fertigkeiten üben können. Körper und Identität sind Hauptthemen der Sitzung 15. In der letzten Sitzung geht es weiterhin um den zukünftigen selbstständigen Einsatz des Entspannungsverfahrens und um Rückmeldungen zum Abschluss des Trainings. Eine detaillierte Übersicht über die Sitzungsinhalte gibt Tabelle 2.

Tabelle 2: Übersicht über die Sitzungsinhalte

Sitzung	Inhalt
1. Kennen lernen und Einführung in die Progressive Muskelentspannung (PME)	– Kennen lernen – Gruppenregeln und Behandlungsvertrag – Zusammenhang Muskelentspannung und seelisches Befinden – Einführung in die PME
2. Wirkung der PME, Spaß bei der Entspannung	– Wie funktioniert PME? Wozu ist das gut? – Die 7 Muskelgruppen – Entspannungsübung mit Abenteuergeschichte Teil 1
3. Wirkung der PME, Spaß bei der Entspannung	– Eigenes Ruhebild finden – Wirkung der PME, Wiederholung – Entspannung im Liegen und Sitzen – Entspannungsübung mit Abenteuergeschichte Teil 2
4. Umgang mit Gefühlen/ Stress	– Geschichte Stresssituation – Gruppenarbeit Umgang mit Stress – Entspannungsübung mit Abenteuergeschichte Teil 3
5. Umgang mit Gefühlen/ Angst	– Geschichte Angstsituation – Gruppenarbeit Umgang mit Angst – Entspannungsübung mit Fantasiereise
6. Umgang mit Gefühlen/ Ärger und Wut	– Geschichte Streitsituation – Gruppenarbeit Umgang mit Ärger und Wut – Körperübung – Eigenes Ruhebild – Entspannungsübung mit eigenem Ruhebild
7. Soziale Fertigkeiten/ vor anderen bestehen	– Besprechung des Tagesprotokolls – Rollenspiel Leistungssituation 1 – Entspannungsübung mit Fantasiereise – Rollenspiel Leistungssituation 2
8. Soziale Fertigkeiten/ sich verteidigen	– Besprechung des Tagesprotokolls – Rollenspiel falsche Beschuldigung 1 – Entspannungsübung mit Fantasiereise – Rollenspiel falsche Beschuldigung 2
9. Nutzen der PME, Spaß bei der Entspannung	– Körperübung – Nutzen der PME für schwierige Situationen – Trösterspiel – Entspannungsübung mit Abenteuergeschichte Teil 1

Tabelle 2: Fortsetzung

Sitzung	Inhalt
10. Nutzen der PME, Spaß bei der Entspannung	– Persönlicher Nutzen der bisherigen Sitzungen, Rückmeldung – Trösterspiel – Entspannungsübung mit Abenteuergeschichte Teil 2
11. Soziale Fertigkeiten/ sich entschuldigen	– Einstimmungsübung – Rollenspiel Schuld/Fehler eingestehen 1 – Entspannungsübung mit eigenem Ruhebild – Rollenspiel Schuld/Fehler eingestehen 2
12. Einführung der verkürzten PME	– Stilleübung – Entspannungsübung mit Fantasiereise – Bewegungsspiel – Muskelgruppen bei der PME: die 7- und 4-Muskelgruppen – Verkürzte Entspannungsübung
13. Körper und Gefühle	– Stilleübung – Verkürzte Entspannungsübung mit eigenem Ruhebild – Wie fühlen wir im Körper Stress/Angst/Wut – Geschichten und Gruppenarbeiten
14. Soziale Fertigkeiten/ sich behaupten	– Einstimmungsübung – Rollenspiel ungerechte Situation 1 – Verkürzte Entspannungsübung mit eigenem Ruhebild – Rollenspiel ungerechte Situation 2
15. Mein Körper	– Einstimmungsübung – Bildmeditation – Körper und Muskeln – Verkürzte Entspannungsübung mit eigenem Ruhebild
16. PME zukünftig, Abschied	– Bildmeditation – Verkürzte Entspannungsübung mit Fantasiereise – Zukünftiger Einsatz der PME – Rückmeldung und Verabschiedung

3.4 Nebenwirkungen und Schwierigkeiten

Bei der Durchführung von Entspannungsverfahren können in manchen Fällen unerwünschte Nebenwirkungen oder Schwierigkeiten auftreten. Im Folgenden werden einige mögliche Schwierigkeiten und der Umgang mit diesen beschrieben (vgl. Bernstein & Borkovec, 1990; Krampen, 1998).

- Durch die Entspannung können in seltenen Fällen Angstreaktionen hervorgerufen werden, z.B. Angst, die Kontrolle zu verlieren. Der Grund hierfür ist meist mangelnde Informiertheit und falsche Interpretationen von physiologischen Reaktionen während des Entspannungsprozesses. Daher ist es wichtig, über die Entspannungswirkung gründlich aufzuklären. Weiterhin sollte jede Entspannungsübung und deren Wirkung und Empfinden gründlich nachbesprochen werden. Hier können erlebte Ängste und Körpersensationen erklärt und positiv bewältigt werden. Wichtig sind eine vertrauensvolle Atmosphäre und eine möglichst große Selbstkontrolle der Kinder. Dazu gehört, dass die Kinder die Augen nicht schließen müssen, wenn es ihnen unangenehm ist. Die ersten Übungsdurchgänge werden im Sitzen durchgeführt.
- Bestimmte Körpersensationen können als unangenehm erlebt werden, wenn diese ungewohnt sind. Wie beim vorherigen Punkt sollten

solche Empfindungen als ungefährliche, normale Körperreaktionen erklärt werden.
→ Taubheitsgefühle können durch das Empfinden von Schwere und Wärme ausgelöst werden
→ Muskelzucken kann ein Zeichen dafür sein, dass die Entspannung tiefer wird, aber noch etwas Anspannung in den Muskeln ist. Dies passiert auch häufiger vor dem Einschlafen.
→ Kribbelgefühle können durch die stärkere Durchblutung entstehen.
→ Schwindelgefühle, das Gefühl zu schweben oder das Gefühl, dass einzelne Körperteile größer oder kleiner sind als andere können durch veränderte Durchblutung und Blutdruckverhältnisse im Körper und durch eine veränderte Aufmerksamkeit dem Körper gegenüber auftreten.
- Ablenkende Gedanken und Grübeln empfinden mache Kinder als störend. Die GruppenleiterIn kann die Kinder anweisen, solche Gedanken immer wieder geduldig wie Wolken vorbei ziehen zu lassen und zu versuchen, sich wieder auf die Entspannung zu konzentrieren. Wichtig ist, dass kein Leistungsdruck entsteht und die Kinder nicht das Gefühl haben, sich anstrengen zu müssen, um die Entspannung herbeizuführen.
- Äußere Geräusche, die ablenken, können während der Entspannungsübung angesprochen werden mit der Aufforderung, sich nicht weiter stören zu lassen und sich wieder auf die Empfindungen im Körper zu konzentrieren. Im Laufe des Trainings werden äußere Geräusche immer weniger störend.
- Es kann vorkommen, dass ungeübte Kinder bei der Übung einschlafen. Dies ist nicht erwünscht. Bemerkt die GruppenleiterIn, dass ein Kind eingeschlafen ist, sollte sie es sanft wecken. Falls dies häufiger vorkommt sollte die Übung so verkürzt werden, dass es nicht zum Einschlafen kommt. Das Entspannen in Sitzhaltung, kürzere Entspannungsphasen, eine kürzere abschließende „Reise durch den Körper" und Fantasiereise können hilfreich sein sowie eine veränderte (z. B. energischere) Stimme der GruppenleiterIn.
- Zappeln, Husten oder Niesen können immer wieder auftreten. Husten, Niesen, sich Kratzen, das Finden einer angenehmen Position u. Ä. sollten nicht weiter beachtet werden. Bei stärkerem, ausladenderem Zappeln kann dies in die Instruktion mit aufgenommen werden (etwa: „wir versuchen ganz ruhig und gemütlich zu liegen und weiter gut zuzuhören"). Bei der Nachbesprechung der Übung sollte das Zappeln angesprochen werden und die Ursache erforscht werden. Manche Ursachen, wie Angst vor Kontrollverlust, ungewohnte Empfindungen oder ablenkende Gedanken können gezielt, wie oben beschrieben, angegangen werden. Vielen Kindern, denen das „Stillhalten" schwer fällt, hilft der Abbau vom Bewegungsdrang beim Spiel und evtl. einige Minuten zusätzliches Toben oder Rennen vor der Entspannungsübung. Bei Kindern, die sich durch das lange Stillhalten überfordert fühlen, ist es notwendig, anfangs die Entspannungsübung zu verkürzen und Schritt für Schritt auszudehnen.
- Gerade am Anfang des Trainings lachen oder sprechen manche Kinder während der Übung, da diese neu und ungewohnt und für manche Kinder anfangs etwas schambehaftet sein kann. Hier ist es hilfreich, wenn die GruppenleiterInnen die Übung selbst auch mitmachen, soweit diese nicht am Sprechen hindern. Manche Teile der Übung, z. B. das Anspannen der Gesichtsmuskeln werden anfangs häufig als lustig empfunden. Lachen sollte dann ignoriert werden. Spricht ein Kind oder stacheln sich bestimmte Kinder gegenseitig zum Lachen auf, sollte mit ruhiger Stimme eingegriffen werden. Sie sollten dann evtl. bei der nächsten Übung räumlich getrennt werden, z. B. zu beiden Seiten der GruppenleiterIn oder der KotherapeutIn. Im Allgemeinen kommt Lachen oder Sprechen nach einigen Übungseinheiten kaum noch vor, vorausgesetzt, die Kinder fühlen sich nicht überfordert. Wenn dies der Fall ist, sollte die Übung entsprechend verkürzt werden.
- Mangelndes Befolgen von Anweisungen kann vorkommen, wenn das Kind auf Grund sprachlicher Probleme (z. B. nicht deutschsprachige Kinder) oder eines zu geringen kognitiven Entwicklungsstandes die Anweisungen nicht versteht. Hier sollte nochmals geprüft werden, ob das Training geeignet ist. Bei der ersten Übung können Verständnisprobleme vermieden werden, indem die Kinder nach Belieben die Augen offen lassen oder öffnen und schauen, wie die GruppenleiterIn modellhaft die jeweiligen Muskelgruppen an- und entspannt. Ein weiterer Grund, die Anweisungen nicht zu befolgen, kann in mangelnder Motivation liegen. Hierfür sind vor allem die gründliche Aufklärung über Ziele und Nutzen, sowie der Behandlungsvertrag wichtig. Die Kinder haben dadurch die Ge-

legenheit, sich aktiv für oder gegen das Training zu entscheiden. Mit Kindern, die nicht mitmachen möchten, kann z. B. die Abmachung getroffen werden, dass sie zur Probe an zwei Sitzungen teilnehmen und dann nochmals über die Teilnahme entscheiden dürfen (ggf. mit einem gemeinsamen Gespräch). Die Teilnahme sollte prinzipiell freiwillig sein.
- Auch eine gute Gruppenatmosphäre, gefördert durch gegenseitiges Kennenlernen und gemeinsame Gruppenspiele, sowie Vertrauen zu den GruppenleiterInnen sind Grundlagen für die Motivation.
- Mangelndes Üben zwischen den Sitzungen kann ebenfalls auf Motivationsprobleme hinweisen. Häufig ist es für die Kinder jedoch auch schwierig, zu Hause in eigener Verantwortung zu üben. Daher sollten die Eltern möglichst in kurzen Gesprächen zur Mitarbeit als Trainer zu Hause motiviert werden und das Entspannungsverfahren gemeinsam mit dem Kind üben. Das Training zu Hause wird Kindern und Eltern erheblich durch die Übungs-CD erleichtert. Die „Hausaufgabe" besteht jeweils aus mindestens einer Übung pro Woche. Die Mindestanzahl an Übungen wird bewusst gering gehalten, um Erfolgserlebnisse auch mit einem vollen Wochenplan zu ermöglichen und die Kinder nicht unter Leistungsdruck zu setzen.

3.5 Bewertung des Trainings durch die teilnehmenden Kinder

Das in diesem Buch vorgestellte Training wurde mit drei Gruppen à 4 bis 6 Kinder von verschiedenen Psychologinnen am Institut für Psychologie der Universität Basel durchgeführt. Mädchen und Jungen waren etwa gleich verteilt. Im Durchschnitt waren die Kinder 10 Jahre und 2 Monate alt. Das jüngste Kind war 8 Jahre und 2 Monate, das älteste 12 Jahre und 9 Monate alt. Mit den Kindern und deren Eltern wurden vor Beginn des Trainings das Kinder-DIPS (Diagnostisches Interview für Psychische Störungen im Kindes- und Jugendalter, Unnewehr, Schneider & Margraf, 1998) durchgeführt. Bei keinem der Kinder wurde eine psychische Störung diagnostiziert. Auch schwere chronische Erkrankungen kamen nicht vor.

In einer Gruppe wurde das Training hinsichtlich Akzeptanz und Zufriedenheit der teilnehmenden Kinder mittels eines dafür erstellten Fragebogens evaluiert (siehe unten „Fragen zur Entspannungsgruppe"). Der Fragebogen wurde von den Kindern nach jeder Sitzung ausgefüllt. Die Ergebnisse dieser kleinen Stichprobe können keine fundierten Evaluationsbefunde darstellen, sie geben lediglich einen Anhaltspunkt über die Bewertung des Trainings einiger weniger Kinder.

Fragen zur Entspannungsgruppe			
Name: _____ Datum: _____			
Bitte kreuze an, was am besten passt.			
Zur Sitzung heute:			
1. Wie gut hat dir die Gruppensitzung gefallen?			
sehr gut	gut	nicht sehr gut	überhaupt nicht
☐	☐	☐	☐
2. Wie gerne hast du die Entspannungsübung in der Gruppe gemacht?			
sehr gern	gern	nicht sehr gern	überhaupt nicht gern
☐	☐	☐	☐
3. Wie gut konntest du dich bei der Entspannungsübung in der Gruppe entspannen?			
sehr gut	gut	nicht sehr gut	überhaupt nicht
☐	☐	☐	☐

4. Was hat dir *am besten* an der Gruppensitzung gefallen?
_____

5. Was hat dir *am wenigsten* an der Gruppensitzung gefallen?
_____

Zur letzten Woche:

6. Wie oft hast du die Entspannungsübungen zu Hause gemacht?

keinmal	einmal	2- oder 3-mal	mehr
☐	☐	☐	☐

7. Wie gerne hast du die Entspannungsübungen zu Hause gemacht?

sehr gern	gern	nicht sehr gern	überhaupt nicht gern
☐	☐	☐	☐

8. Wie gut konntest du dich bei der Entspannungsübung zu Hause entspannen?

sehr gut	gut	nicht sehr gut	überhaupt nicht
☐	☐	☐	☐

9. Hat dir das Entspannungstraining insgesamt in der letzten Woche geholfen?

sehr viel	viel	wenig	überhaupt nicht
☐	☐	☐	☐

10. Wenn ja, in welchen Situationen?

bei Stress	bei Angst	bei Ärger	anderes: _____
☐	☐	☐	☐

Nur bei Sitzung 7, 8, 11, 14:

11. Wie gerne hast du heute die Rollenspiele gemacht?

sehr gern	gern	nicht sehr gern	überhaupt nicht gern
☐	☐	☐	☐

12. War das Rollenspiel nach der Entspannungsübung leichter?

sehr viel	viel	wenig	überhaupt nicht
☐	☐	☐	☐

13. Wie sehr würde dir die Entspannungsübung in so einer echten Situation helfen?

sehr viel	viel	wenig	überhaupt nicht
☐	☐	☐	☐

Die Ergebnisse zeigen, dass die Gruppensitzung insgesamt den Kindern meistens „gut" gefallen hat (27-mal) und häufig „sehr gut" (23-mal). Zu keiner Sitzung gab ein Kind an, dass die Sitzung ihm „nicht sehr gut" oder „überhaupt nicht" gefallen hätte. Die Entspannungsübung in der Gruppe wurden meistens „sehr gern" (21-mal) und „gern" (20-mal) gemacht, manchmal aber auch „nicht sehr gern" (9-mal). „Überhaupt nicht gern" kam nicht vor.

24-mal fanden die Kinder, dass sie sich bei der Übung „gut" entspannen konnten, 18-mal „sehr gut". In 9 Fällen gab ein Kind an, sich bei einer Übung „nicht sehr gut" entspannt zu haben, in keinem Fall „überhaupt nicht gut".

Am besten in der Gruppensitzung gefielen den Kindern vor allem das Spiel, das Malen, die Geschichte und das Entspannen. In einzelnen Fällen gefiel einem Kind das Liegen bei der Entspannungsübung, die Gruppe, die Körpermassage und in der Gruppe zu Lachen. Am wenigsten hingegen gefielen den Kindern in seltenen Fällen die Anspannung bzw. die Anspannung bestimmter Muskelgruppen oder das Spiel. In jeweils einem Fall wurde auch das Schließen der Augen bei der Entspannungsübung, das Zuhören, das Entspannen, das Rollenspiel genannt. Häufig gaben die Kinder auch an, ihnen habe alles in der Sitzung gefallen und nichts habe ihnen nicht gefallen.

Zwischen den Sitzungen wurde die Entspannungsübung meistens einmal durchgeführt (25-mal), manchmal keinmal oder zwei- bis dreimal (jeweils 9-mal), seltener noch häufiger (3-mal). Meistens wurden diese „gern" (23-mal), manchmal „sehr gern" (8-mal) oder „nicht sehr gern" (6-mal) gemacht. Auch zu Hause konnten sich die Kinder meistens „gut" (20-mal) oder „sehr gut" (15-mal), selten „nicht sehr gut" (2-mal) entspannen.

Am häufigsten gaben die Kinder an, das Entspannungstraining habe ihnen in der letzten Woche „viel" (19-mal) geholfen, aber fast ebenso häufig „wenig" (14-mal). In vier Fällen habe es ihnen „sehr viel" geholfen, einmal „überhaupt nicht". Dabei fanden die Kinder häufig, dass das Training bei Stress hilfreich war (22-mal), manchmal bei „Ärger" (4-mal), in einzelnen Fällen bei Angst, Hektik, Anstrengung, Ungeduld, in der Schule, zum Schlafen oder bei Müdigkeit.

Die Rollenspiele wurden etwa gleich häufig „sehr gern", „gern" und „nicht sehr gern" durchgeführt, in keinem Fall „überhaupt nicht gern". Die Kinder fanden, das Rollenspiel sei nach der Entspannungsübung gleich häufig „sehr viel", „viel" und „wenig" leichter durchzuführen. Allerdings fanden die Kinder meistens, dass die Entspannungsübung in so einer echten Situation „viel" helfen würde.

Zusammengefasst lässt sich sagen, dass bei dieser Gruppe das hier vorgestellte Training insgesamt sehr gut bis gut akzeptiert wurde und die Gruppenteilnehmer mit keiner Sitzung unzufrieden waren. Vor allem die Spiele, das Malen und die Geschichten machten Spaß und wirkten motivierend.

Die Progressive Muskelentspannung wurde im Allgemeinen gut angenommen. Manche Kinder gaben jedoch in einzelnen Sitzungen an, sich weniger gut entspannt und die Übung weniger gerne durchgeführt zu haben. Dies könnte ein Hinweis darauf sein, dass die erfolgreiche Durchführung der Entspannungsübung und die angenehme Wirkung bei manchen Kindern nicht durchgängig erzielt wird und diese evtl. stark von inneren oder äußeren Einflüssen abhängt.

Die Entspannungsübung als Hausaufgabe wurde sehr regelmäßig durchgeführt, was für eine gute Motivation spricht. Einschränkend muss allerdings bemerkt werden, dass die Angaben der Kinder nicht weiter überprüft wurden (etwa durch Angaben der Eltern) und somit falsche Aussagen nicht ausgeschlossen werden können.

Die Durchführung von Rollenspielen wurde von den Gruppenteilnehmern unterschiedlich bewertet. Insbesondere das Üben von Fertigkeiten, die bei einem Kind weniger ausgeprägt sind, erfordert Anstrengung und kann nicht immer als angenehm empfunden werden. Die Rollenspiele scheinen jedoch wichtig zu sein, um die Entspannungsübung als eine Bewältigungsstrategie bei schwierigen Situationen im Alltag zu integrieren.

Kapitel 4

Die Trainingssitzungen

4.1 Erste Sitzung

Überblick über die Sitzung
– Kennenlernen und Einführung – Zusammenhang Muskelentspannung und seelisches Befinden – Gruppenregeln und Behandlungsvertrag – Erklärungen zu der Anleitung der PME – Pause: Kennenlern-Spiel – Progressive Muskelentspannung – Nachbesprechung – Hausaufgabe
Materialien
– Ein kleiner Ball – Arbeitsblatt: Gruppenregeln – Arbeitsblatt: Behandlungsvertrag – Anleitung zur PME, 7-Muskelgruppen – Arbeitsblatt: Informationsblatt für Kinder und Eltern

4.1.1 Kennenlernen und Einführung

Die TherapeutInnen stellen sich kurz vor. Zunächst steht das gegenseitige Kennenlernen im Vordergrund. Die Kinder lernen bei dem folgenden Kennenlern-Spiel die Namen, Hobbies und Vorlieben der Anderen. Durch das Spiel sollen die ersten Hemmungen abgebaut werden und Neugierde an den anderen Teilnehmern geweckt werden.

Kennenlern-Spiel: Was ich mag
Die GruppenleiterIn beginnt und wirft einem Kind einen Ball zu. Sie nennt dabei ihren Namen und was sie gerne mag (z.B. „Ich bin Frau X und ich mag gerne Rad fahren"). Das Kind, das den Ball gefangen hat, wirft einem anderen Gruppenteilnehmer den Ball zu, und nennt dabei seinen Namen und was es gerne mag. Der Ball geht mehrere Male an alle Teilnehmer, die dann weitere Hobbies und Vorlieben nennen. Anschließend sagt der Ballwerfer den Namen vom Ballfänger und versucht sich zu erinnern, was dieser gerne mag.

Die TherapeutIn stellt die Struktur der Gruppensitzungen kurz dar und befragt die Kinder über ihre Erwartungen und Erfahrungen. Durch eine Geschichte, die vorgelesen wird, erhalten die Kinder erste Informationen über Inhalt und Ziel der Entspannungsgruppe.

Ihr wisst, dass ihr alle hier seid, um an einer Gruppe teilzunehmen. Wir werden uns 16-mal, jede Woche um diese Zeit hier treffen. Die Gruppensitzung dauert eineinhalb Stunden.

In dieser Gruppe machen wir Entspannungsübungen. Wir möchten von euch gerne wissen, was ihr euch denn vorgestellt habt, um was es in dieser Gruppe geht?

Was habt ihr denn bisher schon ausprobiert? Seid ihr schon mal in einer Gruppe gewesen? Habt ihr schon mal eine Entspannungsübung gemacht?

> **Geschichte**
>
> Wir möchten euch Maja und Nico vorstellen. Maja ist 9 Jahre alt, und Nico 10. Sie sind soeben auf dem Heimweg, am Mittag, nach der Schule. Sie gehen beide in dieselbe Klasse. Maja erzählt Nico aufgeregt, ihre Mutter hätte sie für einen Kurs angemeldet, eine Kindergruppe. Sie freut sich sehr auf das erste Treffen.
> **Nico ist skeptisch:** „Jeden Mittwochnachmittag, das würde mir schön stinken! Was macht ihr denn da?"
> **Maja erwidert:** „Ich lerne in der Gruppe, wie ich Entspannungsübungen machen kann, damit ich mich wohler fühle."
> **Nico:** „Was sind denn Entspannungsübungen? Wozu sollen die denn überhaupt gut sein?"
> **Maja:** „Man hat mir erzählt, dass wir durch kleine Übungen lernen, unsere Muskeln ganz locker zu machen, damit wir ein Gefühl von Ruhe haben und wir in eine ganz lockere Stimmung kommen. Dann fühlen wir uns insgesamt besser. Wenn es dann mal Stress gibt, geht vielleicht alles etwas einfacher."
> **Nico:** „Bei uns gibt's oft richtige Hektik zu Hause, das würd' mir vielleicht auch gut tun!"
> **Maja:** „Vielleicht würden deine Eltern dich ja auch für den Kurs anmelden. Sag doch deiner Mutter, sie soll meine anrufen, dann kann sie darüber erzählen! Das wäre schön, wenn du auch kommen könntest, dann wär ich nicht so allein unter lauter fremden Kindern. Dann würd' ich wenigstens dich kennen!"
> **Nico:** „Also gut, ich frag sie mal zu Hause!"

4.1.2 Zusammenhang Muskelentspannung/-anspannung und seelisches Befinden

Die TherapeutInnen informieren die Kinder genauer über den Zusammenhang zwischen Muskelspannung und seelischem Befinden. Anschließend wird mit einer kleinen Übung praktisch erfahren, was angespannte und entspannte Muskeln sind.

> Das Entspannungstraining, das wir gemeinsam lernen werden, heißt Progressive Muskelentspannung. Der Erfinder war ein Dr. Jacobson, der sich vor 100 Jahren mit der Muskulatur des Menschen beschäftigte. Ihm fiel auf, dass sich Körper und Seele stark beeinflussen: Innere Unruhe, Stress und Angst führen zu Anspannung in den Muskeln. Umgekehrt ruft eine lockere, entspannte Muskulatur ein Ruhegefühl und eine lockere, entspannte Stimmung hervor.
>
> Um das zu erreichen, lernen wir, unsere Muskeln zu entspannen.
>
> Ihr kennt das vielleicht, dass bei starker Aufregung, Angst und Hektik alles viel schlechter klappt, dass einem das Richtige in dem Moment nicht einfällt und wir uns schlecht fühlen. Von ganz schlimmem Stress können wir sogar krank werden.
>
> Wenn wir locker und entspannt sind, fühlen wir uns einfach besser, vieles geht leichter und wir bleiben gesünder.

Kleine Übung dazu

Die meisten Kinder haben eine eher ungenaue Vorstellung, wann ihre Muskeln entspannt und wann sie angespannt sind. Die folgende Übung dient der Veranschaulichung von Anspannung und Entspannung am Beispiel der Armmuskeln.

> Jetzt wollen wir mal ausprobieren, wie sich das anfühlt, angespannte oder entspannte Muskeln zu haben. Stellt euch mal alle hin und nehmt die Arme etwas hoch. Stellt euch vor, ihr müsst mit beiden Armen einen großen Kartoffelsack über dem Kopf halten. Der Kartoffelsack ist sehr schwer und ihr spürt eure Muskeln in den Armen. Sie sind ganz angespannt, um das Gewicht tragen zu können. Wie fühlt sich das an?

Die Kinder berichten kurz von ihren Empfindungen.

> Und jetzt stellt euch vor, ihr schmeißt den Kartoffelsack weg und eure Arme fühlen sich selbst an wie schwere Kartoffelsäcke, die herunterbaumeln. Die Kartoffelsack-Arme sind ganz schlapp. Ich will mal prüfen, wie schlapp sie sind.

Die TherapeutIn prüft, ob die Kinder die Arme locker lassen, indem sie bei jedem Kind den Arm am Handgelenk etwas hochhebt und fallen lässt.

> Dein Kartoffelsack-Arm ist wirklich sehr schwer. Nun lasse ich los ... er plumpst wie ein echter Kartoffelsack herunter. Jetzt sind die Muskeln ganz locker und entspannt. Wie fühlt sich das an?

Die Kinder melden nun zurück, wie sie die entspannten Arme empfinden.

4.1.3 Gruppenregeln und Behandlungsvertrag

Die TherapeutIn führt anhand einiger Fragen und anhand der Arbeitsblätter die Gruppenregeln und anschließend den Behandlungsvertrag ein. Durch den Behandlungsvertrag wird eine bewusste Entscheidung der Kinder für die Gruppe und damit die Behandlungsmotivation gefördert.

> Jetzt, wo ihr erfahren habt, was Entspannung ist und wofür sie gut ist, möchte ich ein paar Worte zu dieser Gruppe sagen. Es gibt hier auch bestimmte Regeln. Wer kennt denn Regeln aus anderen Gruppen? Was gibt es dort für Regeln? Es ist z. B. sehr wichtig, dass ihr alle kommt, und dass ihr pünktlich seid.

■ **Arbeitsblatt: Gruppenregeln** (vgl. S. 89 und CD-ROM)

> „Für jeden von euch gibt es in dieser Gruppe einen Vertrag, den ihr unterschreibt, wenn ihr euch entschieden habt, mitzumachen. Weiß jemand, was ein Vertrag ist? Ihr erklärt damit, dass ihr versprecht, das einzuhalten, was in dem Vertrag steht."

■ **Arbeitsblatt: Behandlungsvertrag** (vgl. S. 90 und CD-ROM)

4.1.4 Erklärungen zu der Anleitung der PME

Wie die Muskelgruppen in der Entspannungsübung angespannt und entspannt werden sollen, wird anhand des rechten Arms erklärt. Durch das Abtasten der Armmuskeln wird der Unterschied zwischen An- und Entspannung nochmals deutlicher.

> Wir werden bei der Entspannungsübung immer eine Muskelgruppe erst einige Sekunden lang anspannen, und dann entspannen. Dadurch ist die Entspannung tiefer und wir spüren sie deutlicher.

> Jetzt machen wir eine Probe: Spürt erst einmal, wie sich die rechte Hand anfühlt. Lasst die Hand dabei ganz locker auf dem Oberschenkel liegen. Jetzt macht bitte eure rechte Hand zur Faust. Spannt die Muskeln an, ohne zu verkrampfen und nicht so fest, dass es weh tut. Jetzt tastet mit der anderen Hand die angespannte Hand ab. Spürt ihr wie fest und hart die Muskeln sind?

> Dann lasse die Spannung los und lasse deinen Arm locker auf dem Oberschenkel ruhen. Lass den Muskeln Zeit, sich zu entspannen und achte auf das veränderte Gefühl in der Hand und im Unterarm. Dann taste nochmals die entspannte Hand mit der anderen Hand ab. Spürst du, wie weich und locker die Muskeln des Unterarms und der Hand sind?

> Genauso werden wir das in der Entspannungsübung machen, nur ohne die angespannte oder entspannte Hand mit der anderen Hand abzutasten. Wir versuchen dann die Anspannung und Entspannung nur zu spüren.

4.1.5 Pause

Kennenlern-Spiel: Zipp-Zapp
Die Kinder stellen sich im Kreis auf, ein Kind steht in der Mitte. Es soll jeweils auf ein Kind im Kreis zeigen und „Zipp", „Zapp" oder „Zipp-Zapp" sagen. Bei „Zipp" muss das gewählte Kind den Namen seines linken Nachbarn sagen, bei „Zapp" den des rechten Nachbarn. Gelingt es dem Kind nicht, den richtigen Namen zu nennen, muss es sich in die Mitte des Kreises stellen. Ruft das Kind in der Mitte „Zipp-Zapp", müssen alle Kinder im Kreis schnell die Plätze tauschen. Das langsamste Kind nimmt den Platz in der Mitte ein.

4.1.6 Progressive Muskelentspannung

Die TherapeutIn erklärt und demonstriert nochmals in Kürze das Vorgehen und die Reihenfolge der Muskelgruppen, auf die zunächst die Aufmerksamkeit gelenkt wird, und die dann einige Sekunden angespannt und anschließend eine halbe Minute lang entspannt werden.

Muskelgruppen:
1. *Rechter Arm*
   du spannst möglichst alle Muskeln des rechten Armes an, indem du eine Faust machst, als ob du eine Zitrone zerquetschen würdest
2. *Linker Arm*
   du spannst möglichst alle Muskeln des linken Armes an, wie mit dem rechten Arm
3. *Gesicht*
   du spannst die Gesichtsmuskeln an, indem du eine Grimasse machst, dass das ganze Gesicht voller Runzeln ist (Stirn runzeln, Augen zu kneifen, Zähne aufeinander beißen)
4. *Schultern*
   du ziehst die Schultern hoch, bis sie die Ohrläppchen berühren
5. *Rücken und Bauch*
   du spannst Rücken- und Bauchmuskeln an, indem du die Schultern nach hinten Richtung Wirbelsäule ziehst, Luft holst und den Bauch einziehst
6. *Rechtes Bein*
   du spannst alle Muskeln des rechten Beins an, indem du das rechte Bein vom Boden und vom Sitz etwas anhebst, die Fußspitzen Richtung Gesicht hochziehst und die Füße leicht nach innen drehst
7. *Linkes Bein*
   du spannst alle Muskeln des linken Beins an, wie mit dem rechten Bein

Nachdem die TherapeutIn die Muskelgruppen erklärt hat, leitet sie die Kinder zur Entspannungsübung an. Die TherapeutIn und KotherapeutIn machen die Übung mit, so weit die Übung sie nicht am Sprechen hindert. Die Kinder können vor allem bei der ersten Übung die Augen noch offen halten, um zu schauen, wie es die TherapeutIn macht. Sie sollten sich jedoch nur auf sich selbst und die TherapeutIn konzentrieren, nicht auf andere Kinder.

Anleitung zur PME, 7-Muskelgruppen (vgl. S. 81 und CD-ROM)

4.1.7 Nachbesprechung

Die TherapeutIn bespricht die Erfahrungen bei der Entspannungsübung. Hier können Erfahrungen und Empfindungen besprochen werden. Falls Wärme-, Kribbelempfindungen oder andere ungewohnte Körpersensationen aufgetaucht sind, wird erklärt, dass diese ein Zeichen der Entspannung sind. Die Nachbesprechung liefert der TherapeutIn wichtige Rückmeldungen der Kinder über die Wirkung und mögliche Schwierigkeiten bei der Übung. Der Umgang mit Schwierigkeiten ist in Kapitel 3.3 beschrieben.

> Wie war die Übung? Was habt ihr gespürt? Gab es einen Unterschied zwischen Anspannung und Entspannung? Gab es Schwierigkeiten, oder habt ihr Fragen?
>
> Wie fühlt ihr euch jetzt insgesamt?

4.1.8 Hausaufgabe

Mit den Eltern das Informationsblatt und den Behandlungsvertrag lesen und unterschrieben zur nächsten Stunde mitbringen.

Arbeitsblatt: Informationsblatt für Kinder und Eltern (vgl. S. 91 und CD-ROM)

4.2 Zweite Sitzung

Überblick über die Sitzung
– Einführung – Wiederholung: Wie funktioniert PME? – Körperteile der 7 Muskelgruppen – Pause: Bewegungsspiel – Entspannungsgeschichte mit PME – Nachbesprechung – Hausaufgabe
Materialien
– Arbeitsblatt: Körperteile der 7 Muskelgruppen – Luftballons zum Aufblasen und Folienstifte – Anleitung zur PME, 7-Muskelgruppen für den Therapeuten und für jedes Kind zum Mitnehmen

4.2.1 Einführung

Die folgenden Fragen dienen der Einstimmung der Kinder in die Gruppensitzung. Weiterhin kann sich die TherapeutIn ein Bild von der Stimmung und dem Befinden jedes Kindes machen.

> Wie fühlt ihr euch jetzt? Wie ging es euch in der letzten Woche? Mit welchem Gefühl seid ihr hergekommen?

4.2.2 Wiederholung: wie funktioniert PME?

Die TherapeutIn lässt die Kinder zur Wiederholung der erlernten Informationen die Durchführung, Ziele und Wirkung der Progressiven Muskelentspannung erklären und demonstrieren. Sie stellt gezielte Fragen und ergänzt bei Bedarf die Informationen.

> Stellt euch vor, ich und die KotherapeutIn sind neu in der Gruppe und haben keine Ahnung. Versucht uns zu erklären, was Entspannungsübungen sind, wie man sie macht und wozu sie gut sind.
>
> Welche Muskelgruppen werden angespannt und entspannt?

4.2.3 Körperteile der 7 Muskelgruppen

Die Kinder erhalten die Tabelle der Muskelgruppen und malen die Körperteile in die Tabelle, die den Muskelgruppen entsprechen.

> **Arbeitsblatt: Körperteile der 7 Muskelgruppen** (vgl. S. 92 und CD-ROM)

4.2.4 Pause

Bewegungsspiel: Luftballons in der Luft
Jedes Kind bläst einen Luftballon auf, knotet ihn zu und schreibt mit einem Folienstift seinen Namen darauf. Die Kinder bewegen sich beliebig im Raum, während sie ihre eigenen Ballons in die Luft schlagen. Die Ballons dürfen nicht auf den Boden fallen.
In der zweiten Runde wird das Spiel etwas schwieriger: Jetzt spielt wirft jedes Kind jeden Ballon in die Luft. Wieder darf kein Ballon auf den Boden fallen. Dabei ist jedes Kind für jeden Ballon verantwortlich. Am Schluss hält jedes Kind den Ballon fest, mit dem es gerade gespielt hat und gibt ihn an das Kind weiter, dessen Name auf dem Ballon steht.

4.2.5 Entspannungsgeschichte mit PME

Abenteuer in der Südsee

„Abenteuer in der Südsee" ist eine Entspannungsgeschichte von Dietmar Ohm (2000, *Progressive Relaxation für Kids*, TRIAS im MVS Medizinverlage Stuttgart, S. 77–87, Abdruck erfolgt mit Genehmigung des Verlages) die an dieser Stelle übernommen und in den folgenden Sitzungen ergänzt wird.

Die TherapeutInnen erklären den Kindern und Jugendlichen, dass es um eine Entspannungsgeschichte geht, in deren Verlauf sie zu einer Entspannungsübung eingeladen werden. Dann wird mit ihnen nochmals die geeignete Sitzhaltung besprochen und ausprobiert. Damit die Kinder wissen, was sie im Entspannungsteil tun sollen, werden die Übungen vorher noch einmal kurz durchgegangen und der Ablauf erläutert.

> **Abenteuer in der Südsee**
> Stelle dir einmal vor, du würdest am schneeweißen Strand einer Insel in der Südsee liegen. Die Blätter der Palme, unter der du liegst, spenden dir angenehmen Schatten. Es ist herrlich, in der Sonne und im warmen Sand zu liegen. Das Meer ist blaugrün und kleine Wellen brechen sich rauschend am Strand. Du fühlst dich super.
>
> Wie du dort hingekommen bist? Deine Eltern haben eine Reise zu einer Trauminsel in der Südsee gewonnen und haben dich mitgenommen. Zu dem Gewinn gehört auch ein Tauchkurs. Du hast dich gerade in der Sonne etwas ausgeruht und gehst nun zur nächsten Stunde des Tauchkurses. Es ist total klasse: Du hast bereits gelernt, mit einer Sauerstoffflasche auf dem Rücken zu tauchen. Heute will Enzo – dein Tauchlehrer – mit dir wieder einen Ausflug zu einer Korallenbank machen. Dort wollt ihr Fische und Unterwasserpflanzen beobachten. Du freust dich schon riesig. Von den herrlich bunten Fischen und Unterwasserpflanzen, die du bei den letzten Ausflügen gesehen hast, bist du voll begeistert. Als du gerade zu Enzos Hütte am Strand gehen willst, siehst du das braun gebrannte Mädchen mit dem traurigen Gesicht wieder. Sie sitzt unter einer Palme und hat Tränen in den Augen. Du hast sie schon in den letzten Tagen dort so traurig sitzen sehen, mochtest sie aber nicht ansprechen. Heute gibst du dir einen Ruck und fragst sie, ob sie traurig ist. Sie wohnt offenbar auf der Insel, kann aber etwas Deutsch sprechen. Du erfährst von ihr, dass ihr kleiner Bruder sehr krank ist. Der Arzt hat gesagt, dass er möglichst bald am Herz operiert werden muss. Dafür muss er in ein anderes Land geflogen werden, da die schwierige Operation nur dort durchgeführt werden kann. Ihre Eltern sind aber arm und können die vielen tausend Dollar für den Flug und die Operation nicht bezahlen.
>
> Als du mit Enzo und den anderen wieder hinausschwimmst und untertauchst, bist du heute nicht so richtig bei der Sache. Irgendwie geht dir die Geschichte des traurigen Mädchens vom Strand noch durch den Kopf. Als ihr wieder zurück am Strand seid, fragt Enzo dich, ob etwas nicht in Ordnung ist. Er hatte bemerkt, dass du mit den Gedanken woanders warst. Als du ihm die Geschichte erzählst, kratzt er sich nachdenklich am Kopf. „Ja, das ist eine traurige Geschichte. Ich kenne das Mädchen, sie heißt Namimba. Ihr kleiner Bruder heißt Arkando. Ich würde so gern helfen, aber ich habe nicht so viel Geld. Aber ich hoffe, dass ich den versunkenen Schatz finden werde, dann kann ich helfen ..." Du wirst hellhörig. „Was für einen Schatz?" Enzo setzt sich in den Sand und fängt an zu erzählen: „Ein alter Fischer hat mir gesagt, dass Piraten vor langer, langer Zeit hier vor unserer Insel einen Goldschatz versenkt haben. Bis heute hat ihn noch niemand gefunden. Ich fürchte nur, dass es zu lange dauern wird, bis ich den Schatz gefunden habe. Er kann ja überall liegen. Der alte Fischer hat mir übrigens auch von einem sehr schlauen, aber auch sehr scheuen Delphin erzählt. Er meint, dass er bei der Schatzsuche helfen könnte. Wir müssten ihm nur einen goldenen Ring zeigen, dann würde er schon wissen, wonach wir suchen, und würde uns zur Schatztruhe führen. Der Delphin kommt aber nur, wenn man ganz, ganz ruhig und entspannt ist. Er merkt es sofort, wenn man auch nur ein ganz kleines bisschen aufgeregt ist. Dann kommt er nicht oder schwimmt gleich wieder weg. Ich habe mir schon ganz große Mühe gegeben, ruhig und entspannt zu sein. Aber der Delphin ist höchstens einmal auf 20 Meter herangekommen und immer gleich wieder weggeschwommen. Wenn ich nur wüsste, wie ich so ruhig und entspannt werden könnte, dass sich der scheue Delphin herantraut."

Als du deinen Freunden abends im Hotel die Geschichte von dem kranken Arkando und dem scheuen Delphin erzählst, kommt dein Freund auf eine Idee: „Ich habe hier im Hotel einen Mann kennen gelernt, der vielleicht helfen kann. Er ist von Beruf Psychologe und kennt sich damit aus, wie man sich tief entspannen und ganz ruhig werden kann."

Als du dem Psychologen Dr. Locker die Geschichte erzählst, ist er gleich bereit zu helfen. Gemeinsam geht ihr am nächsten Morgen zu Enzos Hütte. Enzo freut sich über die Hilfe und möchte wissen, was zu tun ist.

Ihr zieht eure Taucheranzüge an. Dann beginnt Dr. Locker mit dem Entspannungsunterricht, bei dem du jetzt gleich mitmachst:

Wir wollen uns mit Hilfe bestimmter Übungen gut entspannen und erholen lernen. Die jetzt folgenden Übungen dauern etwa 10 Minuten.

Die Anleitung der Progressiven Muskelentspannung wird ohne Übergang im Anschluss gegeben. Die Kinder machen die Übung mit. Die Entspannung wird am Ende der Übung noch nicht zurückgenommen, sondern direkt mit der Geschichte fortgefahren.

Anleitung zur PME, 7-Muskelgruppen (vgl. S. 81 und CD-ROM)

Die Entspannung kann sich mehr und mehr ausdehnen und tiefer und tiefer werden ...

Als Enzo und du euch so richtig gut entspannt fühlt, schnallt ihr die Sauerstoffflaschen auf den Rücken und schwimmt los. Ihr taucht unter und gleitet ganz ruhig und entspannt durch das angenehm warme und in der Sonne glitzernde Wasser. Herrlich, diese wunderbar bunten Fische und Pflanzen. An Schwärmen schönster Fische und prächtigen Korallenbänken kommt ihr vorbei. Ihr taucht tiefer und tiefer. Dabei fühlt ihr euch vollkommen ruhig und ausgeglichen. Schließlich zeigt Enzo auf einen großen Fisch in der Ferne. Du verstehst: Das ist der Delphin. Er kommt vorsichtig näher und beginnt, euch zu umkreisen. Er zieht engere und engere Kreise. Ihr bleibt ganz ruhig und könnt den schönen Delphin immer genauer betrachten. Schließlich ist er so nah dran, dass ihr ihn fast an der Nase streicheln könnt. Es sieht so aus, als ob er euch freundlich zunicken würde. Enzo nimmt seinen goldenen Ring ab und zeigt ihn dem Delphin. Wieder nickt der Delphin, als wollte er sagen: „OK, ich habe verstanden. Ihr sucht sicher den Goldschatz." Er beginnt, langsam weiter hinaus ins Meer zu schwimmen, und ihr folgt ihm. Ihr gleitet tiefer und tiefer durch das angenehm warme Wasser, bis ihr zu großen, mit bunten Korallen bewachsenen Steinen kommt. Als ihr um einen der Steine herumschwimmt, gibt dir Enzo plötzlich ein Zeichen und zeigt nach unten auf den goldgelben Sand. Da guckt etwas aus dem Sand heraus. Tatsächlich sieht es wie der Griff einer alten Truhe aus. Ist das etwa die Schatztruhe der Piraten? Ihr schwimmt dichter heran und beginnt, mit den Händen den Sand zur Seite zu schieben. Schließlich könnt ihr den Deckel der Schatztruhe öffnen und seid ganz geblendet. Eine Truhe voller glänzender Goldstücke! Einige der Goldstücke steckt ihr euch schon mal in die Taucheranzüge. Den Rest werdet ihr später holen. Vor Freude umarmt ihr euch im Wasser und streichelt dem Delphin die Nase. Auch er scheint sich zu freuen. Ob der schlaue Delphin weiß, dass das Gold für einen guten Zweck ist? Zufrieden und glücklich schwimmt ihr an den Strand zurück, als ihr plötzlich die Stimme von Dr. Locker hört:

„So, jetzt denken wir daran, die Übung wieder zu beenden ... Wir recken, strecken, räkeln uns ganz kräftig. Dann atmen wir tief durch und öffnen die Augen."

(Die Kinder folgen den Anweisungen).

Als ihr die Augen wieder geöffnet habt, seid ihr vor Erstaunen platt: Ihr seid ganz trocken und es sind auch keine Goldstücke in euren Taucheranzügen. Dr. Locker lacht:

„Ich habe euch in der Entspannung erst einmal vom Delphin und vom Goldschatz nur erzählt. Den Schatz werdet ihr sicher noch finden. Aber erst mal müsst ihr die Entspannungsübungen noch einige Male wiederholen und gut erlernen. Dann werdet ihr so locker und entspannt sein, dass der Delphin wirklich zu euch kommen wird.

Übrigens könnt ihr vieles leichter und besser schaffen, wenn ihr euch den Weg dahin zuerst in der Entspannung gut vorstellt. Es geht dann meist leichter, sein Ziel zu erreichen. Trotz Entspannungsübung könntet ihr euch ohne Vorbereitung vielleicht doch noch aufregen, wenn ihr plötzlich dem Delphin begegnet. Deshalb ist es gut, wenn ihr es erst mal in der Vorstellung übt, auch bei der Begegnung mit ihm ruhig zu bleiben.

Nächste Woche ist unsere nächste Übungsstunde."

4.2.6 Nachbesprechung

Die TherapeutIn fordert jedes Kind auf, Rückmeldung zu geben über seine Empfindungen bei der Übung und die Wirkung und bespricht mögliche Schwierigkeiten.

Wie war es? Was habt ihr gespürt? Wie fühlt ihr euch jetzt?

4.2.7 Hausaufgabe

Den Kindern wird die Anleitung zur PME 7-Muskelgruppen mitgegeben, damit sie diese mit den Eltern oder einer anderen Bezugsperson durchführen können. Dies dient dem Einbezug der Eltern in das Training. Weiterhin können die Kinder bei dieser Gelegenheit ihr Wissen an andere weitervermitteln.

Ihr bekommt heute eine besondere Aufgabe, die ihr in der nächsten Woche mindestens einmal machen solltet. Schaut euch mal zu Hause mit euren Eltern oder jemandem, der euch helfen mag, das Anleitungsblatt an und erklärt ihm, wie die Übung gemacht werden muss. Lasst euch dann die Anleitung im richtigen Tempo vorlesen und macht die Entspannungsübung.

Wenn ihr die Übung öfter machen wollt, ist das noch besser.

4.3 Dritte Sitzung

Überblick über die Sitzung
– Einführung – Ruhebild – Wirkung von Entspannungsübungen – Liege- und Sitzposition bei der Entspannungsübung – Pause: Kennenlern-Spiel – Entspannungsgeschichte mit PME im Liegen – Nachbesprechung – Hausaufgabe
Materialien
– Papier und Malstifte – Anleitung zur PME, 7-Muskelgruppen – CD mit Anleitung zur PME (im Buchhandel erhältlich: ISBN 978-3-8017-1880-0)

4.3.1 Einführung

Die folgenden Fragen dienen der Einführung der Kinder in die Gruppensitzung. Weiterhin werden die Kinder angeregt, ihre Wahrnehmung von Entspannung im Alltag zu schulen und zu erinnern.

> Erzählt von einer Situation in der letzten Woche, in der ihr entspannt wart. Wodurch wart ihr da entspannt, ruhig und locker, wie habt ihr gemerkt, dass ihr entspannt wart?

4.3.2 Ruhebild

Im Folgenden soll sich jedes Kind ein Ruhebild, d. h. eine bildhafte Vorstellung überlegen, die es mit dem Gefühl von Ruhe verbindet. Das persönliche Ruhebild wird zu einem späteren Zeitpunkt in die Entspannungsübung eingebunden und kann den Kindern auch im Alltag Momente der Entspannung bieten.

> Habt ihr ein „Ruhebild", d. h. Erlebnisse, Situationen, Vorstellungen, die ihr mit Ruhe verbindet (z. B. ein Spaziergang durch den Wald, Sonne, Strand, Meer, Sonnenuntergang, eine Schneelandschaft, eine Wiese mit Blumen, das eigene Bett, ein schlafendes Tier, in einem Boot liegen …)?

Jedes Kind beschreibt sein Ruhebild. Wenn von den Kindern nichts kommt, berichten die TherapeutInnen erst von ihren Ruhebildern und unterstützen die Kinder bei gegenseitigen Anregungen.

> Was könntet ihr tun, um euch öfter so zu fühlen?
>
> Wie können die Entspannungsübungen dabei helfen?

Ruhebild malen

Die Kinder erhalten anschließend die Gelegenheit, ihr Ruhebild zu malen. Die Ruhebilder müssen nicht zwingend fertig gestellt sein, da die Kinder zu einem späteren Zeitpunkt ihre Bilder fertig malen können.

4.3.3 Wirkung von Entspannungsübungen

Das Wissen über die Wirkung von Entspannungsübungen wird erarbeitet, indem die Kinder Ideen sammeln, die durch die TherapeutInnen ergänzt werden. Diese achten gleichzeitig auch auf realistische Erwartungen der Kinder.

> Ihr wisst ja bereits und habt vielleicht schon ein wenig gemerkt, dass ihr durch die Entspannung der Muskeln in eine ruhige und lockere Stimmung kommt. Die ruhige Stimmung hat einige Vorteile. Habt ihr Ideen, was die entspannte Stimmung für einen Nutzen haben kann?

- Ihr fühlt euch nach der Übung wohler.
- Ihr lernt euren Körper besser kennen und lernt, besser zu merken, wann ihr eure Muskeln verkrampft.
- Wenn ihr wisst, in welchen Situationen ihr angespannt seid, könnt ihr vielleicht manchmal an der Situation etwas ändern, oder vor oder nach der Situation eine Entspannungsübung machen, wenn ihr die bereits gut geübt habt. Manchen Situationen kann man viel besser in einem entspannten Zustand begegnen. Manchmal hilft es auch in der Situation, an sein Ruhebild zu denken.
- Entspannungsübungen sind auch ein gutes Mittel gegen Angst, Unruhe und Hektik.
- Ihr baut durch die Entspannung mehr Energie auf und fühlt euch dadurch vielleicht stärker und könnt Alltagsprobleme etwas gelassener angehen (auch wenn sich die Probleme durch Entspannung nicht einfach lösen).

4.3.4 Liege- und Sitzposition bei der Entspannungsübung

Den Kindern wird erläutert, wozu Entspannung im Liegen und im Sitzen gut ist.

> Wir haben bis jetzt die Entspannungsübung im Sitzen gemacht, weil uns das Sitzen gewohnter ist, wenn wir in einer Gruppe sind. Es ist aber auch sehr angenehm, die Übung im Liegen zu machen, weil das Liegen noch bequemer ist und wir alle Muskeln im Körper ganz locker machen können. Das kann uns dabei helfen, uns noch tiefer zu entspannen. Im Sitzen brauchen wir immer noch ein wenig Spannung in den Rücken- und Nackenmuskeln, um den Kopf zu stützen. Der Vorteil von der Entspannungsübung im Sitzen liegt darin, dass ihr in fast allen Alltagssituationen üben könnt, also auch z. B. vor oder nach einer Stresssituation, wenn ihr irgendwo ein ruhiges Plätzchen findet, wo ihr euch hinsetzen könnt.
>
> Wir werden heute nach der Pause die Liegeposition ausprobieren, damit ihr selber beurteilen könnt, welche Haltung euch besser gefällt für die Muskelentspannung.

4.3.5 Pause

Kleines (und letztes) Kennenlern-Spiel: Name und Bewegung

Die Kinder stellen sich im Kreis auf. Ein Kind nennt seinen Namen und beginnt, eine Bewegung auszuführen (z. B. mit einem Arm kreisen). Das nächste Kind wiederholt den Namen und die Bewegung des vorherigen Teilnehmers, nennt dann seinen eigenen Namen und führt eine weitere Bewegung aus. So kommen schließlich alle Kinder nacheinander an die Reihe, wobei jeder Teilnehmer die Namen und Bewegungen aller Kinder, die schon dran waren, wiederholt, bevor eine neue Bewegung präsentiert wird.

4.3.6 Entspannungsgeschichte mit PME im Liegen

Die Entspannungsübung wird in die erste Fortsetzung der Entspannungsgeschichte „Abenteuer Südsee" eingebunden. Da die Kinder die Gruppe sowie die Entspannungsübung bereits kennen und Vertrauen gefasst haben, wird die Progressive Muskelentspannung im Liegen durchgeführt. Die Kinder können es sich auf den Matten bequem machen und hören der TherapeutIn zu.

> **Abenteuer Südsee (Fortsetzung)**
> Immer wieder hast du mit Enzo, deinem Tauchlehrer Ausflüge gemacht, um Fische und Unterwasserpflanzen zu beobachten. Letzte Woche hast du von dem Mädchen Namimba, das immer so traurig am Strand sitzt, erfahren, dass ihr Bruder Arkando sehr krank ist und am Herzen operiert werden muss. Aber ihre Eltern haben das Geld nicht, das dafür nötig ist.
>
> Du hast das deinen Freunden im Hotel erzählt und ihr habt Dr. Locker kennen gelernt, den Psychologen, der euch helfen will, zu lernen, wie man sich richtig entspannt.
>
> Nur dann könnt ihr mit Hilfe des scheuen Delphins den goldenen Schatz am Meeresboden finden, um Arkandos Operation zu bezahlen.
>
> Heute ist es das 3. Mal, dass ihr euch in Enzos Hütte trefft, um die Progressive Entspannung

zu üben. Ihr zieht euch jedes Mal vorher die Taucheranzüge an, macht es euch bequem und hört der ruhigen Stimme von Dr. Locker zu. Manchmal ist es nicht so einfach, sich so lange auf den eigenen Körper zu konzentrieren. Manchmal gehen dir andere Gedanken durch den Kopf und manchmal kannst du einfach nicht stillhalten.

Du versuchst dann, die Gedanken wie Wolken am Himmel vorbeiziehen zu lassen und dich auf deine Empfindungen zu konzentrieren. Und dann, wenn du ganz entspannt bist, stellst du dir vor im Meer zu tauchen, den Delphin zu rufen und ihm den Ring zu zeigen.

Nach der Entspannungsübung geht ihr mit Enzo wirklich tauchen, aber bis jetzt hast du den Delphin noch nicht einmal gesehen. Bis jetzt warst du einfach zu aufgeregt. Aber Dr. Locker meint, dass man erst üben muss, bevor man sich richtig gut entspannen kann.

Auch jetzt wollt ihr mit den Übungen beginnen. Ihr habt es euch in Enzos Hütte bequem gemacht. Dr. Locker sagt:

Nimm bitte zunächst einmal eine möglichst bequeme Haltung im Liegen ein.

Lege dich auf den Rücken, den Kopf auf ein kleines Kissen. Die Arme liegen locker rechts und links neben dem Körper. Die Beine liegen ausgestreckt in einer bequemen Position auf der Matte.

Deine Kleidung sollte einigermaßen bequem sein. Vielleicht möchtest du den Gürtel lockern oder einen Knopf aufmachen?

Strecke, recke und räkele dich noch mal so richtig ... Atme tief ein und lasse die Luft wieder ganz ausströmen. Atme nun ruhig weiter.

Wenn du die Augen schließt, kannst du dich besser auf deinen Körper konzentrieren und wirst nicht so leicht abgelenkt. Du kannst die Augen jetzt schließen. Achte darauf, wie du liegst ... Willst du es dir noch etwas bequemer machen? ... Kannst du die Muskeln noch etwas mehr loslassen? ... Entspanne dich so gut wie möglich.

Die Anleitung der Progressiven Muskelentspannung wird wieder ohne Übergang im Anschluss gegeben. Die Kinder nehmen die richtige Liegeposition ein und machen die Übung mit. Die Entspannung wird am Ende der Übung noch nicht zurückgenommen, sondern es wird direkt mit der Geschichte fortgefahren.

Anleitung zur PME, 7-Muskelgruppen (vgl. S. 81 und CD-ROM)

Die Entspannung kann sich mehr und mehr ausdehnen und tiefer und tiefer werden ...

Jetzt wo du dich so richtig entspannt fühlst, stellst du dir vor, durch das angenehm warme Wasser zu gleiten. Das Wasser glitzert in der Sonne und du kommst an bunt schillernden Fischen vorbei und an farbigen Korallenbänken. Du gleitest ganz ruhig dicht am Meeresboden entlang und hältst Ausschau nach dem Schatz. Vielleicht ist er unter einem der großen, bunten Steine versteckt?

Du schwimmst nahe an einem lila schimmernden Stein heran, auf dem ein paar Meeresschnecken sitzen. Vorsichtig hebst du ihn an einer Seite hoch und schaust darunter. Doch dort siehst du nur den gelben Sand. Also tauchst du ein wenig weiter. Vielleicht ist der Schatz unter diesem schwarz-blau gefleckten Stein? Der fühlt sich ganz glatt und weich an. Er ist so glatt, dass du ihn kaum umdrehen kannst. Doch langsam lässt der Stein sich nun bewegen und rollt auf die andere Seite – tatsächlich ist dort ein Loch im Sand – und es kommt etwas hinaus – es ist ein Tintenfisch. Der schwimmt empört davon.

Du folgst ihm ein Stück und kommst zu einer weiten Fläche am Meeresgrund, auf der lauter große und kleine, bunte helle und dunkle Steine liegen. Entmutigt setzt du dich auf einen der Steine. Wie sollst du denn nur den Schatz finden, bei den vielen Steinen. Schön sehen sie aus, aber sie sind so schwer. Da stupst dich was an der Schulter. Du drehst dich um – und siehst zwei schwarze fröhliche Augen. Darunter siehst du einen lachenden Mund. Es ist der Delphin.

> Der Delphin kann dich zum Schatz führen. Du brauchst ihm nur den Ring zu zeigen. Aber du hast den Ring nicht, Enzo hat ihn. Wo ist Enzo, fragst du dich und schaust dich um. Er ist ganz weit weg, du kannst ihn gerade noch sehen. Du winkst ihn herbei. „Schnell, Enzo, du musst dich beeilen", würdest du gerne rufen. Und dann merkst du, dass der Delphin schon wieder verschwunden ist. Deine Aufregung hat ihn vertrieben.
>
> Da hörst du Dr. Locker sagen:
>
> „So, jetzt denken wir daran, die Übung wieder zu beenden. Wir recken, strecken, räkeln uns ganz kräftig. Dann atmen wir tief durch und öffnen die Augen."
>
> (Die Kinder folgen den Anweisungen).
>
> Als du die Augen wieder geöffnet hast, bist du ganz erleichtert. „Ich dachte schon, dass ich den Delphin vertrieben hätte, weil ich plötzlich ganz aufgeregt war."
>
> „Deshalb üben und wiederholen wir die Entspannungsübung, damit ihr auch richtig in der Entspannung bleiben könnt. Es ist besser, erstmal in der Vorstellung zu üben, bei der Begegnung mit dem Delphin ruhig zu bleiben."

> Dann schnallst du und Enzo deine Sauerstoffflaschen auf und brecht auf, um das Tauchen zu üben, um die Welt unter Wasser besser kennen zu lernen, die Fischschwärme und die glitzernden Steine am Meeresboden zu bewundern und auch schon mal ein wenig nach dem Schatz Ausschau zu halten.

4.3.7 Nachbesprechung

Jedes Kind gibt Rückmeldung zu seinen Empfindungen und der Wirkung während und nach der Übung.

> Wie war es? Was habt ihr gespürt? Wie fühlt ihr euch jetzt?

4.3.8 Hausaufgabe

Den Kindern wird jeweils eine Audio-CD mit der Anleitung zur Progressiven Muskelentspannung mitgegeben und sichergestellt, dass ein CD-Spieler zu Hause vorhanden ist. Mindestens einmal soll die PME angehört und mitgemacht werden, alleine oder mit den Eltern.

4.4 Vierte Sitzung

Überblick über die Sitzung
– Einführung – Stresssituationen – Besprechung von Stresssituationen und Gruppenarbeit – Pause: Bewegungsspiel – Entspannungsgeschichte mit PME im Liegen – Nachbesprechung – Hausaufgabe
Materialien
– Flip-Chart – Anleitung zur PME, 7-Muskelgruppen

4.4.1 Einführung

Die folgenden Fragen dienen der Einführung der Kinder in die Gruppensitzung. Wichtig sind die Nachbesprechung der Entspannungsübung, die zu Hause durchgeführt werden sollte und das Loben der Kinder für die Durchführung. Wurde die Übung nicht durchgeführt, so erfragt die TherapeutIn die Gründe und bespricht Möglichkeiten, um die Durchführung der Übung in der folgenden Woche zu erleichtern.

> Wie geht es euch? Habt ihr die Entspannungsübung zu Hause gemacht? Wie? Konntet ihr euch gut entspannen, gab es Schwierigkeiten?

4.4.2 Stresssituationen

In der vierten Sitzung geht es um den Umgang mit Stress und Anspannung. Um den Zugang zu persönlichen Stresssituationen und das Erzählen zu erleichtern, wird den Kindern eine Beispielgeschichte vorgelesen.

> **Eine kleine Geschichte: Katja im Stress**
> Katja hat heute einen anstrengenden Tag. Heute Morgen fing es schon mit einer Riesen-Hetze an, weil sie verschlafen hat. Da hat sie den Bus verpasst und musste zur Schule rennen. Gerade noch rechtzeitig kam sie zum Unterrichtsbeginn in die Klasse. In der großen Pause musste sie noch schnell die Mathe-Hausaufgaben machen, die sie gestern einfach vergessen hat zu machen. In der 5. Stunde in Deutsch hat es zu allem Übel noch ein unangekündigtes Diktat gegeben.
>
> Nach der Schule hatte Katja – wie jeden Dienstag – noch Flötenunterricht. Aber heute war sie nicht so ganz bei der Sache. Sie musste die ganze Zeit daran denken, dass sie morgen eine Geschichtsarbeit hat und noch viel lernen muss. Der Flötenlehrer war nicht sehr erfreut, dass Katja heute so abgelenkt war.
>
> Jetzt ist sie endlich zu Hause und würde so gerne endlich faulenzen und mal ein bisschen Ruhe haben nach der ganzen Hektik. Aber das kann sie nicht, sie muss ja noch lernen. Also setzt sie sich an den Schreibtisch, schlägt das Geschichtsbuch auf und versucht zu lernen.
>
> Aber sie kann sich nicht konzentrieren, denn sie fühlt sich ganz gestresst und angespannt. Sie versucht noch mal zu lesen. Aber sie sieht nur Buchstaben und kann sich nichts merken. Am liebsten würde sie das Buch in die Ecke schmeißen!

4.4.3 Besprechung von Stresssituationen und Gruppenarbeit

Im Anschluss an die Geschichte werden die Kinder zu ihren persönlichen Erfahrungen mit Stresssituationen befragt, um dann in Gruppenarbeit hilfreiche Bewältigungsstrategien zu erarbeiten.

> Kennt ihr solche Situationen auch, in denen so eine Hektik und so ein Stress ist, dass ihr ganz angespannt und angestrengt seid? Ist das oft so? War es schon einmal so, dass ihr deswegen etwas nicht so hingekriegt habt wie sonst?

Die Kinder werden aufgefordert, gemeinsam mindestens vier Möglichkeiten zu erarbeiten, die in solch einer Stresssituation helfen können. Die TherapeutInnen verlassen nach der Instruktion zur Gruppenarbeit den Raum oder ziehen sich im Raum etwas zurück, um selbstständiges Arbeiten in der Gruppe zu fördern.

> Wir möchten gerne von euch wissen, was ihr Katja raten würdet, was sie in dieser Situation tun könnte? Es ist jetzt eure Aufgabe, zusammen in der Gruppe zu überlegen, was ihr in einer solchen Situation machen könnt? Wir lassen euch 5 bis 10 Minuten alleine und mischen uns nicht ein. Dann erzählt ihr uns, was für Ideen ihr gefunden habt.
>
> Überlegt jetzt mindestens vier Dinge, die bei Stress helfen können.

Alle gesammelten Vorschläge und Ideen werden anschließend mit den Therapeutinnen wiederholt und ergänzt und auf Flip-Chart aufgeschrieben. Die Kinder werden ermutigt, auch andere Ideen außer der Entspannungsübung zu nennen, wie z. B. eine Runde rennen gehen, einen Freund zum Lernen einladen, eine halbe Stunde etwas Schönes machen wie z. B. malen, dann wieder lernen …

Es soll deutlich werden, dass die Entspannungsübung eine Hilfe sein kann, dass es aber auch andere Möglichkeiten gibt.

4.4.4 Pause

Bewegungsspiel: Schildkröte

Die Therapeutin erzählt:

> Nicht nur die Menschen sind aufgeregt und angespannt oder ruhig und gelassen, sondern auch die Tiere. Manche Tiere werden in hektischen und beängstigenden Situationen ganz nervös und rennen weg so schnell sie können, wie z. B. ein Reh, das sich erschreckt. Oder es gibt Tiere, die schnell gereizt und ärgerlich sind wie ein Tiger im Käfig, den jemand durch die Gitterstäbe hindurch piekst. Andere Tiere sind von Natur aus ruhig, langsam und leise. Sie lassen sich durch nichts aus der Ruhe bringen, wie z. B. eine Schildkröte. In einer bedrohlichen Situation zieht sie sich in ihren Panzer zurück und wartet geduldig ab. Sie ist immer vorsichtig, und in ihren Bewegungen langsam, aber sie kommt viel schneller voran als man glaubt (so manche Schildkröte ist schon verloren gegangen, weil man nicht genug aufgepasst hat).

> „Jetzt machen wir ein kleines Spiel, in dem jeder sich vorstellt, eine Schildkröte zu sein. Wir versuchen mal, uns wie eine Schildkröte zu fühlen und zu bewegen. Wenn wir uns unsicher fühlen oder irgendwo anstoßen, ziehen wir uns in den Panzer zurück und warten ganz ruhig, bis wir uns wieder sicher fühlen."

Die Kinder probieren, sich wie eine Schildkröte zu bewegen, während die TherapeutIn folgende Anweisungen gibt:

> Stellt euch vor, ihr seid eine Schildkröte. Versucht euch wie eine Schildkröte zu bewegen.
>
> Ihr geht auf vier Füßen und tragt euren Panzer mit euch. Ihr geht ganz langsam … setzt langsam einen Fuß vor den anderen … ganz langsam und leise … einen Fuß … und noch einen Fuß … und dann wartet ihr … ihr seid ganz aufmerksam … ihr schaut, wohin ihr den nächsten Fuß setzt, ganz langsam …
>
> Wenn ihr irgendwo anstoßt, zieht ihr euch in euren Panzer zurück … dann wartet ihr erstmal … dann schaut ihr … ganz aufmerksam … und setzt euch ganz langsam wieder in Bewegung … einen Fuß vor den anderen …
>
> Wenn eine andere Schildkröte euren Weg kreuzt, dann wartet ihr und schaut … oder ihr zieht euch erstmal in euren Panzer zurück … Ihr bewegt euch langsam und aufmerksam.

Anschließend wird die Übung nachbesprochen.

> Wie habt ihr euch gefühlt als Schildkröte? Ist es euch schwer gefallen? Was hat euch daran gefallen?

> Was fallen euch noch für Tiere ein, die immer ruhig und gelassen sind?
>
> … evtl. noch ein anderes ruhiges Tier spielen und nachbesprechen.

4.4.5 Entspannungsgeschichte mit PME im Liegen

Die Entspannungsübung wird in die zweite Fortsetzung der Entspannungsgeschichte: „Abenteuer Südsee" eingebunden. Die zweite Fortsetzung gibt nur eine Einführung in die Geschichte, den Schluss der Geschichte malen sich die Kinder im Anschluss an die Progressive Muskelentspannung selbst aus. Die Übung wird wieder im Liegen durchgeführt.

Abenteuer Südsee (2. Fortsetzung)
Du bist ganz aufgeregt, denn heute ist der große Tag. Heute wirst du mit Enzo versuchen, den Delphin heranzulocken. Ihr habt täglich mit Dr. Locker geübt, und mittlerweile kannst du dich richtig gut entspannen. Du weißt, dass du nach der Übung ganz ruhig sein wirst. Wenn die Aufregung kommt, wirst du alle Muskeln lockern und ruhig weiteratmen, und die Aufregung geht wieder fort.

Du hast auf dem Weg zu Enzos Hütte das Mädchen Namimba getroffen, und sie hat dir viel Glück gewünscht. Seit du ihr erzählt hast, wie du ihr helfen willst, ist in ihrem Blick wieder Hoffnung. Ihr habt manchmal zusammen am Strand gesessen und habt vom Schatz geträumt. Manchmal habt ihr euch auch einfach von eurem Leben erzählt. Und du hast gemerkt, dass sie eigentlich ein richtig fröhliches Mädchen ist, wenn sie nicht an ihre Sorgen denken muss.

Jetzt, in Enzos Hütte, zieht ihr also die Taucheranzüge an – er ist inzwischen schon wie deine zweite Haut.

Enzo sagt: „Also, pass auf, ich binde mir den Ring an eine Schnur um den Hals, damit ich ihn nicht verliere. Und wir bleiben immer beisammen." Du nickst. Es soll euch ja nicht so gehen wie in deiner Fantasiereise letztes Mal. Du bist zuversichtlich. Den Delphin hast du schon öfter gesehen, und er traut sich jedes Mal näher heran. Letztes Mal hättet ihr ihm schon fast den Ring zeigen können.

„Seid ihr bereit?", fragt Dr. Locker.

„Ja, wir sind bereit", sagst du.

Dr. Locker sagt: „Nimm bitte zunächst einmal eine möglichst bequeme Haltung im Liegen ein. Lege dich auf den Rücken, die Arme rechts und links neben dem Körper …"

Die Anleitung der Progressiven Muskelentspannung wird wieder ohne Übergang im Anschluss gegeben. Die Kinder nehmen die richtige Liegeposition ein und machen die Übung mit. Die Entspannung wird am Ende der Übung noch nicht zurückgenommen, sondern es wird mit der Instruktion fortgefahren, sich das Ende der Geschichte auszudenken.

■ **Anleitung zur PME, 7-Muskelgruppen** (vgl. S. 81 und CD-ROM)

> Die Entspannung kann sich mehr und mehr ausdehnen und tiefer und tiefer werden … Nun fühlst du dich ganz ruhig …
>
> Stell dir vor, wie die Geschichte weitergeht. Bleibe währenddessen in der Entspannung. Nimm dir Zeit und lass die Geschichte bis zum Ende in deiner Vorstellung laufen, so wie ein Film. Male dir genau aus, was passiert und nimm dir die Zeit, die du brauchst …

Die TherapeutIn macht etwa 3 Minuten eine Sprechpause. Gelegentlich kann sie den Kindern helfen, mit ihrer Aufmerksamkeit bei ihrer Geschichte zu bleiben, indem sie die Aufforderung gibt, sich auszudenken, wie es in der Geschichte weitergeht.

> Wenn ihr eure Geschichte beendet habt, könnt ihr nochmals tief durchatmen, euch strecken und räkeln und die Augen öffnen.

Ende der Geschichte

Wenn alle Kinder die Übung beendet haben, regen die TherapeutInnen ein gemeinsames Erzählen der weiteren Geschichte bis zu einem Ende an und helfen dabei.

> Wir wollen jetzt die Geschichte zu Ende erzählen. Dazu erzählt jeder zwei bis vier Sätze und gibt dann an den Nächsten weiter. So versuchen wir, gemeinsam ein schönes Ende für die Geschichte zu finden.

4.4.6 Nachbesprechung

Jedes Kind gibt Rückmeldung zu seinen Empfindungen und der Wirkung während und nach der Übung.

> Wie ging es mit der Entspannung? Gab es Schwierigkeiten?

4.4.7 Hausaufgaben

Mindestens einmal die Entspannungsübung mit der Anleitung durch die Eltern oder der Audio-CD machen.

> Achtet in der nächsten Woche darauf, ob ihr in eine Situation kommt, in der ihr in Stress und Hektik seid. Versucht euch dann die Zeit zu nehmen, um eine Entspannungsübung zu machen oder probiert aus, was euch sonst noch gut tut und Ruhe bringt in einer solchen Situation.

4.5 Fünfte Sitzung

Überblick über die Sitzung
– Einführung – Angstsituationen – Besprechung von Angstsituationen und Gruppenarbeit – Fragenquiz – Pause: Bewegungsspiel – PME im Liegen mit Fantasiereise – Nachbesprechung – Entspannung malen – Hausaufgabe
Materialien
– Flip-Chart – Arbeitsblatt: Fragenquiz und Lösungen Fragenquiz – Anleitung zur PME, 7-Muskelgruppen – Papier und Malstifte

4.5.1 Einführung

Die folgenden Fragen dienen der Einführung der Kinder in die Gruppensitzung und der Nachbesprechung der Entspannungsübung, die zu Hause durchgeführt wurde. Weiterhin werden angewendete Bewältigungsstrategien für Stresssituationen erfragt und evaluiert.

> Wie geht es euch? Habt ihr die Entspannungsübung zu Hause gemacht? Konntet ihr euch gut entspannen, gab es Schwierigkeiten? Hattet ihr in der letzten Woche Stresssituationen? Wie seid ihr damit umgegangen? Habt ihr an die Schildkröte oder euer Ruhebild oder den Delphin gedacht? Hat es in der Situation geholfen?

4.5.2 Angstsituationen

In der fünften Sitzung werden Angstsituationen mit Hilfe einer Beispielgeschichte und persönlichen Erfahrungen der Kinder thematisiert. Ziel ist das Erarbeiten verschiedener Umgangsmöglichkeiten und Coping-Strategien mit Angst.

> **Eine kleine Geschichte: Matthias im Flugzeug**
> Heute ist ein besonderer Tag: Matthias fliegt mit seinen Eltern und seiner kleinen Schwester im Flugzeug nach Portugal, um dort Ferien zu machen. Er freut sich riesig auf das Meer und den Strand dort, aber vor dem Fliegen hat er schon ein wenig Angst. Es ist das erste Mal, dass er fliegt.
>
> Heute Morgen hat seine kleine Schwester ihn gefragt: „Sag, Matthias, hast du Angst vor dem Fliegen?" „Ach was, da hab ich doch keine Angst vor. Ich find's toll, mit dem Flugzeug zu fliegen", hat Matthias geprahlt.
>
> Aber jetzt, wo sie in das Flugzeug einsteigen und sich in die Sessel setzten, da hat er schon ein flaues Gefühl im Magen. Und als er sich mit dem Gurt anschnallen soll, da klopft sein Herz ganz wild. Und als das Flugzeug sich langsam in Bewegung setzt, langsam auf die Rollbahn rollt und dann immer schneller wird, da krallt er sich in die Armlehnen und merkt, dass seine Hände schwitzen. Er hat das Gefühl, schlecht Luft zu bekommen und es ist ihm ein wenig schwindlig. Matthias hat ganz schön Angst.
>
> Er kennt das Gefühl, denn manchmal geht es ihm auch so, wenn er einen Mathe-Test schreibt und er schlecht vorbereitet ist. Oder einmal musste er vor der ganzen Klasse an der Tafel stehen und einen Vortrag halten. Da war er anfangs auch ganz aufgeregt. So wie bei der Aufführung mit der Theatergruppe, als alle Eltern und Lehrer ihnen zugeschaut haben.

4.5.3 Besprechung von Angstsituationen und Gruppenarbeit

Im Anschluss an die Geschichte werden in der Gruppe Situationen gesammelt und auf Flip-Chart aufgeschrieben, in denen die Kinder Angst haben.

> In was für Situationen hat Matthias Angst? Kennt ihr auch solche Situationen, in der ihr ganz aufgeregt seid oder Angst habt? Was für Situationen sind das?

Während die TherapeutInnen sich räumlich entfernen, sammeln die Kinder für jede Angstsituation Möglichkeiten, wie mit der Angst umgegangen werden kann.

> Eure Aufgabe ist es nun zu sammeln, was Matthias tun oder denken kann, damit die Angst nicht so schlimm wird. Vielleicht habt ihr auch Ideen, wie man sich in den Situationen selbst helfen kann, die ihr beschrieben habt.
>
> Wir lassen euch wie beim letzten Mal wieder 5 bis 10 Minuten alleine und fragen euch danach, was euch eingefallen ist. Versucht euch mindestens vier Dinge zu überlegen, die bei Angst und Aufregung helfen können.

Nach der Gruppenarbeit sammeln die TherapeutInnen auf dem Flip-Chart alle Vorschläge, regen zur Diskussion an und versuchen diese durch Nachfragen zu ergänzen.

Für manche Situationen bieten sich vorher, währenddessen oder nachher Entspannungsübungen an. In manchen Situationen helfen beruhigende Gedanken, wie z. B. das Denken an das Ruhebild, die Vorstellung, eine Schildkröte zu sein, oder Selbstverbalisationen wie „das schaffe ich, und nachher werde ich ganz stolz auf mich sein".

Manche Situation kann man ruhiger angehen, wenn man sich darauf vorbereitet hat (z. B. für einen Test gut lernen) und manche Situationen werden immer einfacher, je öfter man sie geübt hat. Jeder der beschriebenen Angstsituationen werden geeignete Umgangsmöglichkeiten zugeordnet.

4.5.4 Fragenquiz

Die Gruppe erarbeitet gemeinsam das Fragenquiz. Das Fragenquiz soll das erlernte Wissen über Ablauf, Wirkung und Einsatz der PME verfestigen.

Arbeitsblatt: Fragenquiz (vgl. S. 93 und CD-ROM)

4.5.5 Pause

Bewegungsspiel: Zeitungslesen, Zeitungslesen, Stopp!

Ein Kind ist der Zeitungsleser und stellt sich am Ziel auf, ca. 15m von den anderen Mitspielern entfernt, die sich hinter der Startlinie aufstellen. Der Zeitungsleser dreht sich nun weg und ruft: „Zeitungslesen, Zeitungslesen, Stopp! Und dreht sich dann schnell wieder um. Die Mitspieler rennen in der Zeit, in der der Zeitungsleser weggedreht ist und seinen Spruch aufsagt, so weit wie möglich in Richtung Ziel, müssen aber in ihrer Bewegung erstarren, bevor sich der Zeitungsleser wieder umgedreht hat. Erwischt er einen Mitspieler noch in der Bewegung, muss dieser fünf Schritte zurück. Sieger ist, wer zuerst den Zeitungsleser am Ziel erreicht hat; dieser ist in der nächsten Runde Zeitungsleser.

4.5.6 PME im Liegen mit Fantasiereise

Die Kinder werden zu Beginn darüber informiert, dass die Gruppe am Ende der Entspannungsübung eine Fantasiereise zu einem ausgewählten Ruhebild (Fantasiereise in den Wald) machen wird. Die Entspannung wird nach der Reise durch den Körper nicht zurückgenommen, sondern mit der Fantasiereise fortgefahren. Die Kinder können der TherapeutIn bei der Anleitung zur Fantasiereise zuhören und versuchen, sich das beschriebene Bild vorzustellen.

Anleitung zur PME, 7-Muskelgruppen (vgl. S. 81 und CD-ROM)

Fantasiereise in den Wald
Die Entspannung kann sich mehr und mehr ausdehnen und tiefer und tiefer werden ...

Nun, in diesem Gefühl von Ruhe, betrittst du die Welt deiner Träume und Vorstellungen ... und wirst ein sehr schönes und angenehmes Bild schaffen ...

Es ist ein klarer, sonniger Nachmittag in den Ferien ... du hast frei ... du betrittst den Wald ... es ist als ob du in eine andere Welt gehen würdest ... eine Welt voll Farben, voll von Gerüchen, die aus dem grünen Wald hervorkommen ... du gehst ganz langsam ... gehst ganz langsam ... atmest tief und langsam ... atmest die Gerüche ein, die aus dem Wald kommen ... du spürst den Geruch des feuchten Waldbodens ... du gehst ... und gehst ... während du die Baumstämme von vielen ... vielen Bäumen berührst ... die Rinde der Bäume fühlt sich ganz rau an ... die Bäume sind ganz stark ...

dann ... hältst du an und bemerkst die Farben der Sonne, die die höchsten Zweige der Bäume berührt ... oder, vielleicht sind die Bäume so groß, dass sie den Himmel berühren ... es ist als würdest du zum ersten Mal diesen Wald sehen und spüren ... nichts stört die Ruhe des Waldes ... diese Ruhe und Stärke der Bäume ... du nimmst all diese Stärke in dir auf ... spürst all diese Kraft in dir ...

Bleibe noch etwas in dem Wald und in der Ruhe, nur für ein paar Minuten ...

dann werden wir ganz langsam wieder zurückkommen ganz ganz langsam ... als wenn du aus einem wundervollen Traum aufwachen würdest ... und fühlst dich dabei sehr ruhig und ausgeruht ...

atme tief durch, dann räkle dich und strecke dich und öffne langsam deine Augen.

4.5.7 Nachbesprechung

Jedes Kind gibt Rückmeldung zu seinen Empfindungen und der Wirkung während und nach der Übung.

> Wie habt ihr euch gefühlt? Wie fühlt ihr euch jetzt? Konntet ihr euch das Bild von dem Wald vorstellen? War es ein schönes Bild für euch? Gab es Schwierigkeiten?

4.5.8 Entspannung malen

Die Kinder zeichnen auf ein Blatt Papier ihren Körperumriss, wählen eine Farbe für die Entspannung und eine Farbe für die Anspannung der Muskeln und stellen in den verschiedenen Körperregionen die Stärke der Entspannung oder restlichen Anspannung mit den gewählten Farben dar.

4.5.9 Hausaufgabe

Entspannungsübung zu Hause und Anwendung der gesammelten Strategien in Angstsituationen.

> Führt bis zum nächsten Mal mindestens einmal die Entspannungsübung mit der CD oder mit den Eltern durch.
>
> Achtet darauf, ob es Situationen gibt, in denen ihr Angst habt oder aufgeregt seid und probiert aus, was euch in diesen Situationen wieder ruhiger macht. Atmet dann z. B. tief durch und denkt an euer Ruhebild oder macht die Entspannungsübung, falls es in der Situation möglich ist. Auch nach so einer Situation ist es hilfreich, die Entspannungsübung zu machen.

4.6 Sechste Sitzung

Überblick über die Sitzung
– Einführung – Streitsituationen – Besprechung von Streitsituationen und Gruppenarbeit – Körperübung – Ruhebilder malen – Pause: Bewegungsspiel – PME im Liegen mit Fantasiereise zum Ruhebild – Nachbesprechung – Hausaufgabe
Materialien
– Flip-Chart – Papier und Malstifte, gemalte Ruhebilder der 3. Sitzung – Anleitung zur PME, 7-Muskelgruppen – Fantasiereise zum Ruhebild – Arbeitsblatt: Tagesprotokoll

4.6.1 Einführung

Die folgenden Fragen dienen der Einführung der Kinder in die Gruppensitzung und der Nachbesprechung der Entspannungsübung, die zu Hause durchgeführt werden sollte. Weiterhin werden angewendete Bewältigungsstrategien für Angstsituationen erfragt und evaluiert.

> Wie geht es euch? Habt ihr die Entspannungsübung zu Hause gemacht? Wie? Konntet ihr euch gut entspannen, gab es Schwierigkeiten?
>
> Hattet ihr in der letzten Woche Angstsituationen? Wie seid ihr damit umgegangen? Habt ihr an die Schildkröte oder euer Ruhebild oder den Delphin gedacht? Hat es in der Situation geholfen?

4.6.2 Streitsituationen

Wie Stress- und Angstsituationen werden in dieser Sitzung Streitsituationen mit einer Beispielgeschichte eingeführt, um anschließend eigene Erfahrungen zu besprechen.

> **Eine kleine Geschichte: Tobias und Lukas streiten**
> Tobias hat einen richtig guten Freund, den Lukas. Er geht in dieselbe Klasse. Tobias und Lukas sind in den Pausen immer zusammen und laufen einen großen Teil vom Schulweg gemeinsam. Eigentlich haben sie immer richtig viel Spaß miteinander.
>
> Heute hat Tobias dem Lukas lustige Comicgesichter auf dessen Heft gemalt. Eigentlich war es als Spaß gemeint, um Lukas zum Lachen zu bringen, aber Frau Grims, die Lehrerin, hat die Gesichter auf Lukas Heft gesehen und mit Lukas ganz schön geschimpft. Jetzt muss Lukas das ganze Heft noch mal abschreiben.
>
> Als sie nach der Schule zusammen zurücklaufen, versucht Tobias seinen Freund aufzuheitern, indem er Frau Grims nachäfft und Witze über sie macht. Aber Lukas findet das gar nicht witzig, sondern schreit Tobias an: „Hör auf du blöder Hund!" und schubst ihn. Da wird auch Tobias sauer, wo er sich doch so viel Mühe gibt, dass Lukas wieder guter Laune ist. „Du Spielverderber!" schreit Tobias zurück. „Kannst ja

gar nicht lachen. Bist ja wie einer auf 'ner Trauerfeier. Dann lauf halt allein heim. Ich such mir jemand, der noch was von Witzen versteht!" Da fängt Lukas an, ihn ganz laut und mit ganz gemeinen Ausdrücken zu beschimpfen, so dass sich andere Kinder umdrehen und blöd kichern. Tobias platzt so richtig der Kragen. Er ist stinksauer, dass Lukas so gemein zu ihm ist, nur wegen der blöden Frau Grims. Er will Lukas auch beschimpfen, aber ihm fallen nicht so gemeine Schimpfwörter ein. Am liebsten würde er auf Lukas losgehen.

4.6.3 Besprechung von Streitsituationen und Gruppenarbeit

Mit den folgenden Fragen werden eigene Streitsituationen, die die Kinder erlebt haben oder häufig erleben, gesammelt.

> Kennt ihr solche Situationen auch, in denen ihr euch streitet und richtig wütend werdet? Ist das oft so? War es schon einmal so, dass ihr euch mit einem Freund schon mal richtig verkracht habt?

In Gruppenarbeit werden anschließend Umgangsmöglichkeiten mit Streitsituationen erarbeitet. Die Kinder werden aufgefordert, gemeinsam und ohne die TherapeutInnen mindestens vier Möglichkeiten zu erarbeiten, die in solch einer Streitsituation helfen können. Die TherapeutInnen entfernen sich währenddessen.

> Wir lassen euch jetzt wieder 5 bis 10 Minuten alleine, damit ihr gemeinsam mindestens vier Ideen sammeln könnt, was in Streitsituationen helfen kann.
>
> Überlegt gemeinsam: Was würdet ihr Tobias raten, was kann er in so einer Situation tun? Was macht ihr in einem Streit? Was kann helfen? Könnt ihr an der Situation was ändern?

Alle Vorschläge und Ideen werden anschließend mit den TherapeutInnen gesammelt, ergänzt und auf Flip-Chart aufgeschrieben. Die Kinder werden ermutigt, auch andere Ideen außer der Entspannungsübung zu nennen, wie z. B. tief durchatmen und dann versuchen, den Streit zu klären; erstmal weggehen und sich überlegen, warum der Andere so reagiert; sich überlegen, was man selbst falsch gemacht hat und sich dafür entschuldigen; den anderen fragen, warum er so reagiert; dem Anderen anbieten, in Ruhe zu reden, wenn sich beide beruhigt haben.

Es soll deutlich werden, dass die Entspannungsübung eine Hilfe sein kann, dass es aber auch andere Möglichkeiten gibt.

Körperübung: Sommermassage

Die Entspannungsmethode der spielerischen Körpermassage bietet einen weiteren imaginativen und sensorischen Zugang zur Entspannung. Die Körperübung dient außerdem dem Abbau von Hemmungen vor Körperkontakt.

Die Kinder bilden Paare. Jeweils einer der Partner steht mit leicht gebeugten Knien, beugt den Oberkörper leicht nach vorne und stützt sich z. B. auf einem Tisch ab. Der andere stellt sich dahinter. Die TherapeutIn erzählt eine Geschichte von einem Frühlingstag. Die Kinder, die hinten stehen, sollen das Beschriebene auf den Rücken des Partners mit Händen und Fingern durch Klopfen oder Streichen in unterschiedlicher Intensität nachahmen.

Es ist ein wunderschöner Sommertag. Du liegst auf einer schönen Wiese im Gras und spürst die Sonnenstrahlen. Die Sonne scheint kräftig und es wird ganz warm. Zwei Schmetterlinge flattern vorbei und kitzeln dich leicht. Die kleinen Insekten in der Wiese summen und brummen leise. Dann zieht ein leichter Wind auf, der dich sanft streichelt. Das hohe Gras schwingt im Wind hin und her. Da wird der Wind stärker und treibt ein paar dunkle Wolken her. Sie bringen ein paar große warme Regentropfen, die auf deine Haut platschen. Aber da sind die Wolken schon wieder vorbeigezogen und es hört auf zu regnen. Die Sonne kommt wieder hervor und wärmt und trocknet dich. Da hüpft gemächlich ein Grashüpfer über dich hinweg, du spürst sein leichtes Gewicht. Es ist jetzt wieder ganz warm. Du richtest dich auf und räkelst und streckst dich.

Die Massage wird mit getauschten Rollen wiederholt. Anschließend wird die Übung ein einer kurzen Runde besprochen. Die Kinder berichten, was ihnen gefallen/nicht gefallen hat.

4.6.4 Ruhebilder malen

Die Ruhebilder, die die Kinder in der 3. Sitzung zu malen begonnen haben, werden nun fertiggestellt bzw. daran weitergemalt, damit sie für die Fantasiereise nach der PMR wieder präsent sind.

4.6.5 Pause

> **Bewegungsspiel: Hindernislauf**
>
> Die Spieler stehen im Kreis und laufen auf der Stelle. Ein Spieler beginnt, indem er ein Hindernis nennt, das alle überwinden müssen, z. B. „Da kommt ein Wassergraben." Alle Spieler müssen die notwendige Bewegung machen, um das fiktive Hindernis zu überwinden, z. B. einen großen Sprung über den Graben. Während alle auf der Stelle weiterlaufen, nennt der zweite Spieler ein Hindernis, z. B. „Da kommt ein Tunnel." Alle müssen sich beim Laufen bücken. Weitere Hindernisse sind z. B. eine Mauer, eine nasse Wiese, ein Baum, dichter Nebel, ein Fluss.

4.6.6 PME im Liegen mit Fantasiereise zum Ruhebild

Die Kinder werden zu Beginn darüber informiert, dass jeder am Ende der Entspannungsübung eine Fantasiereise zum jeweiligen persönlichen Ruhebild unternehmen wird. Die Entspannung wird nach der Reise durch den Körper nicht zurückgenommen, sondern mit der Fantasiereise fortgefahren. Die Kinder können der TherapeutIn bei der Anleitung zur Fantasiereise zuhören und versuchen, sich ihr persönliches Ruhebild vorzustellen.

Anleitung zur PME, 7-Muskelgruppen (vgl. S. 81 und CD-ROM)

Fantasiereise zum Ruhebild (vgl. S. 86 und CD-ROM)

4.6.7 Nachbesprechung

Durch gezieltes Nachfragen lässt die TherapeutIn jedes Kind die Wirkung der Entspannungsübung und die Fantasiereise zum persönlichen Ruhebild beschreiben.

> Wie habt ihr euch während der Übung gefühlt? Was habt ihr gespürt? Wie fühlt ihr euch jetzt? Wo wart ihr in der Fantasiereise? Habt ihr euch die Farben, die Geräusche, die Körperempfindungen und Gerüche vorstellen können? Was habt ihr besonders genießen können?

4.6.8 Hausaufgabe

Durchführen der Entspannungsübung zu Hause, sowie das Ausfüllen des Tagesprotokolls.

> Bis zum nächsten Mal solltet ihr wieder die Entspannungsübung durchführen. Wenn ihr mögt, könnt ihr euch am Ende der Übung euer persönliches Ruhebild vorstellen, so wie wir es heute gemacht haben. Außerdem solltet ihr das Tagesprotokoll ausfüllen. Das Protokoll hilft, euch nächstes Mal daran zu erinnern, was in der Woche schwierig war und wie entspannt oder angespannt ihr euch gefühlt habt. Ihr solltet euch jeden Abend das Protokoll kurz vornehmen und ausfüllen. Wenn ihr das Protokoll die ganze Woche ausgefüllt habt, gibt es nächstes Mal eine Belohnung.

Arbeitsblatt: Tagesprotokoll (vgl. S. 95 und CD-ROM)

4.7 Siebte Sitzung

Überblick über die Sitzung
– Einführung – Rollenspiel zu schwieriger Situation – Pause: Bewegungsspiel – PME im Sitzen mit Fantasiereise zum Ruhebild – Nachbesprechung – Wiederholung des Rollenspiels – Hausaufgabe
Materialien
– Luftballons, Folienstifte – Rollenspiel-Ideen: Leistungssituation – Rollenspiel: Leben in der Altsteinzeit – Anleitung zur PME, 7-Muskelgruppen – Rollenspiel: Leben in der Jungsteinzeit – Rollenspiel: Fragen an den Vortragenden – Arbeitsblatt: Tagesprotokoll

4.7.1 Einführung

Die Therapeutin fragt nach der Entspannungsübung zu Hause.

Die Kinder erzählen, wie es mit dem Tagesprotokoll ging und ob sie es regelmäßig ausgefüllt haben. Anschließend berichten sie von den schwierigen Situationen. Die TherapeutIn lobt das Ausfüllen der Protokolle sehr. Als Belohnung für regelmäßiges Ausfüllen bekommen die Kinder Luftballons, die sie in der Pause mit Folienstiften bemalen und dann mit nach Hause nehmen dürfen.

Das Tagesprotokoll soll die Kinder dazu anregen, sich bewusst zu werden, wie entspannt oder angespannt sie sich gefühlt haben und gibt Hinweise auf mögliche Zusammenhänge zwischen schwierigen Situationen und Gefühlen der Anspannung. Weiterhin liefert es Informationen für schwierige Situationen, die im Rollenspiel geübt werden könnten.

> Wie ging es mit der Entspannungsübung zu Hause?

> Habt ihr das Tagesprotokoll dabei? Habt ihr es ausgefüllt?

> Gibt es eine Situation, die in der letzten Woche oder kürzlich schwierig war? In der ihr z.B. Angst, Ärger oder Streit gehabt habt, vielleicht nicht so reagieren konntet, wie ihr es euch gewünscht hättet? Erzählt davon ...

Die TherapeutIn erfragt Details und erwägt bereits die Spielbarkeit und den Nutzen der erzählten Situationen im Rollenspiel.

4.7.2 Rollenspiel zu schwieriger Situation

Die Rollenspiele, die in Sitzung 7, 8, 11 und 14 durchgeführt werden, stellen schwierige Situationen des Alltags dar, mit denen die Kinder häufiger konfrontiert werden. Spielbare Situationen, von denen die Kinder berichten, sind dem hier beschriebenen Beispiel als Rollenspiel vorzuziehen. Das Rollenspiel wird stets nach der Entspannungsübung wiederholt. Durch dieses Vorgehen können die Kinder im Rollenspiel ausprobieren, ob und wie sich durch Entspannung ihr Verhalten, ihre

Gefühle und ihre Bewertung der Situation ändern. Die Kinder sollen ermutigt werden, die Entspannungsübung als eine Bewältigungsstrategie für schwierige Alltagssituationen auszuprobieren. Gleichzeitig wird durch die Wiederholung und eine gezielte Vor- und Nachbesprechung der Rollenspiele sozial kompetentes Verhalten in der schwierigen Situation geübt. Den Kindern sollte vermittelt werden, dass die Entspannungsübung eine mögliche Hilfe für die Bewältigung schwieriger Situationen ist, aber dass ebenso z. B. Üben und Vorbereiten der Situation, sich Mitteilen, Grenzen setzen oder sich Durchsetzen dazu gehören.

Mit dem folgenden Rollenspiel soll der Umgang mit Leistungsdruck, Sprechen vor der Gruppe, Bewertet-werden geübt werden. Diese Situationen kennen praktisch alle Kinder aus ihrem Schulalltag und kennen meist damit verbundene Gefühle der Prüfungsangst, Aufregung und Unsicherheit.

Thema
– Leistungsdruck – sprechen vor der Gruppe – bewertet werden
Gefühle
– Angst – Aufregung – Unsicherheit

Die TherapeutIn erklärt, was ein Rollenspiel ist und erfragt genau Situationen mit Leistungsdruck, die die Kinder kennen. Anschließend wird aus den berichteten Situationen eine für das Rollenspiel ausgewählt.

> Wir möchten als nächstes ein Rollenspiel mit euch ausprobieren. Das bedeutet, dass wir eine der schwierigen Situationen, die ihr erlebt habt oder die ihr erleben könntet, nachspielen werden, wie ein Ausschnitt im Theater oder im Film.
>
> Heute soll es darum gehen, wie man damit umgehen kann, wenn man in einer Prüfung, einem Test oder Referat aufgeregt ist. Manchmal ist man so aufgeregt oder hat Angst, dass man nicht mehr klar denken oder sich konzentrieren kann. Manchmal weiß man plötzlich nicht mehr, was man vorher noch wusste. Kennt ihr solche Situationen?

> Jetzt schauen wir mal, was wir als Rollenspiel nehmen könnten. Das muss eine Situation sein, in der mehrere Personen vorkommen, denn wenn ihr still vor eurer Prüfung sitzt, dann können wir das nicht gut nachspielen.
>
> Wir könnten z. B. die Situation von … nachspielen. Oder wir spielen ein Referat in der Schule zu einem Thema, das ich mitgebracht habe. Das würde bedeuten, dass wir zusammen einen Text lesen und einer von euch dann einen Vortrag hält über das, was wir gelesen haben. Die anderen spielen Lehrer und Klassenkameraden, die im Anschluss Fragen stellen. Der Vortragende kann sich auch Antworten ausdenken, falls er sie nicht weiß bzw. sie nicht im Text stehen. Wer würde das gerne ausprobieren? (nachhaken und Mut machen … das ist natürlich ungewohnt, aber ihr könnt ausprobieren, anders zu reagieren, und ihr seid ja nicht allein, sondern bekommt Mitspieler … es müssen sowieso alle mal mitspielen).

Falls keine spielbaren Ideen kommen, wird zum Thema „Leben in der Altsteinzeit" ein Rollenspiel gespielt.

▪ **Rollenspiel-Ideen: Leistungssituation** (vgl. S. 103 und CD-ROM)

▪ **Rollenspiel: Leistungssituation – Altsteinzeit** (vgl. S. 104 und CD-ROM)

▪ **Rollenspiel: Fragen an den Vortragenden** (vgl. S. 106 und CD-ROM)

Der Spieler darf sich dann die Mitspieler für jede Rolle aussuchen (außer bei schwierig nachzuspielenden Interaktionen, bei der sich TherapeutIn/KotherapeutIn für die Rolle anbietet). Details und genaues Verhalten und Dialoge der Mitspielenden werden erfragt.

> Wie willst du dich verhalten? Wie verhalten sich die anderen Mitspieler? Was sagen sie?
>
> Du darfst jederzeit Stopp rufen, wenn du unterbrechen möchtest.

Der Raum wird der Situation entsprechend hergerichtet, Mitspieler gefragt, ob sie noch Informationen brauchen. Falls nicht alle mitspielen, sind die Zuschauer Beobachter. Die Spieler werden in ihre

Rollen gebracht *(du bist ..., du bist jetzt ..., und jetzt fangt an).*

Das Rollenspiel wird durchgeführt und zum Ende die Spieler aus ihren Rollen entlassen. Der Hauptspieler soll zuerst erzählen, wie es für ihn war, danach Mitspieler, Beobachter und TherapeutInnen. Insgesamt wird positives Feedback gegeben und negative Kritik begrenzt.

Die TherapeutIn erklärt das weitere Vorgehen.

> Wir werden nach der Pause die Entspannungsübung machen und im Anschluss das Rollenspiel mit einem anderen Text noch mal spielen. Dann können wir gemeinsam schauen, ob die Situation einfacher ist, wenn ihr euch vorher entspannt habt.

4.7.3 Pause

Bewegungsspiel: Wir ziehen um

Die Kinder stehen im Kreis. Ein Spieler beginnt, indem er sagt: „Wir ziehen in ein neues Haus." Die anderen Mitspieler fragen: „Und was nimmst du mit?" Der Spieler nennt nun irgendeinen Gegenstand (z. B. einen Schaukelstuhl, Teppich, Telefon) und macht eine passende Bewegung (z. B. hin- und herschaukeln, pantomimisch Teppich einrollen und auf die Schulter heben, Telefonhörer ans Ohr halten), die die anderen Kinder nachmachen.

Nun kommt die Reihe nach und nach an die anderen Kinder. Alles läuft genauso ab, wie beim ersten Mal, wobei jeder Teilnehmer zunächst der Reihe nach die Gegenstände wiederholt, die die anderen Spieler genannt haben (mit Bewegungen, die von allen Kindern mitgemacht werden), bevor es seinerseits einen Gegenstand nennt und eine Bewegung präsentiert. Das Spiel ist beendet, wenn ein Spieler einen Gegenstand vergessen hat oder die Reihenfolge vergessen hat. Dieser beginnt dann von vorn mit dem Spiel.

4.7.4 PME im Sitzen mit Fantasiereise zum Ruhebild

Die Kinder werden darüber informiert, dass jeder am Ende der Entspannungsübung, die im Sitzen durchgeführt wird, eine Fantasiereise zum jeweiligen persönlichen Ruhebild unternehmen wird. Die Entspannung wird nach der Reise durch den Körper nicht zurückgenommen, sondern mit der Fantasiereise fortgefahren.

▪ **Anleitung zur PME, 7-Muskelgruppen** (vgl. S. 81 und CD-ROM)

▪ **Fantasiereise zum Ruhebild** (vgl. S. 86 und CD-ROM)

4.7.5 Nachbesprechung

Durch gezieltes Nachfragen lässt die TherapeutIn jedes Kind die Wirkung der Entspannungsübung und die Fantasiereise zum persönlichen Ruhebild beschreiben.

> Wie habt ihr euch während der Übung gefühlt? Was habt ihr gespürt? Wie fühlt ihr euch jetzt? Wo wart ihr in der Fantasiereise? Habt ihr euch die Farben, die Geräusche, die Körperempfindungen und Gerüche vorstellen können? Was habt ihr besonders genießen können?

4.7.6 Wiederholung des Rollenspiels

Das Rollenspiel wird wiederholt. Die TherapeutIn verdeutlicht zuvor nochmals das Ziel und schreibt das Ziel und Zielverhalten diesmal auf Flip-Chart auf. Es sollten möglichst dieselben Rollen vergeben werden. Wurde beim ersten Rollenspiel die Vorlage „Leben in der Altsteinzeit" benutzt, so wird für die Wiederholung des Rollenspiels die neue Vorlage „Leben in der Jungsteinzeit" verwendet.

▪ **Rollenspiel: Leistungssituation – Jungsteinzeit** (vgl. S. 105 und CD-ROM)

Nach dem Spielen wird das Rollenspiel nachbesprochen, indem zunächst der Hauptspieler, dann die Kinder in den anderen Rollen und die Beobachter befragt werden. Die TherapeutInnen geben positives und konstruktives Feedback. Unterschiede und Verbesserungen zum ersten Rollenspiel werden herausgearbeitet und besonders betont. Die Entspannungsübung, das Üben durch die Wiederholung und die Betonung der Ziele vereinfacht häufig die zweite Durchführung.

Wie war es im Vergleich zu vorher, wie hast du dich gefühlt? Was ist dir deiner Meinung nach besser gelungen als beim ersten Durchgang? Wie hast du das geschafft? Hat die Entspannungsübung vorher etwas bewirkt?

4.7.7 Hausaufgabe

Entspannungsübung zu Hause und Tagesprotokoll eine weitere Woche lang ausfüllen.

Arbeitsblatt: Tagesprotokoll (vgl. S. 95 und CD-ROM)

4.8 Achte Sitzung

Überblick über die Sitzung
– Einführung – Rollenspiel zu schwieriger Situation – Pause: Bewegungsspiel – PME im Sitzen mit Fantasiereise zum Ruhebild – Nachbesprechung – Wiederholung des Rollenspiels – Hausaufgabe
Materialien
– Smiley-Sticker für jedes Kind – Rollenspiel-Ideen: Sich verteidigen – Anleitung zur PME, 7-Muskelgruppen – Fantasiereise zum Ruhebild

4.8.1 Einführung

Die Kinder berichten vom Tagesprotokoll. Schwierige Situationen werden erfragt. Als Belohnung für regelmäßiges Ausfüllen gibt es einen Smiley-Sticker o. Ä. Weiterhin wird die Entspannungsübung zu Hause nachbesprochen.

> Gab es in der letzten Woche wieder eine Situation, die schwierig war? In der ihr z. B. Angst, Ärger oder Streit gehabt habt, vielleicht nicht so reagieren konntet, wie ihr es euch gewünscht hättet? Erzählt davon. (Details erfragen und schon mal überlegen, welche der erzählten Situationen in einem Rollenspiel spielbar wären.)
>
> Wie war die Entspannungsübung zu Hause?

4.8.2 Rollenspiel zu schwieriger Situation

Thema
Sich verteidigen gegen falsche Beschuldigungen/Verdächtigungen

Mit dem folgenden Rollenspiel soll der Umgang mit falschen Beschuldigungen und Verdächtigungen geübt werden. Viele Kinder kennen solche Situationen, in denen sie sich verteidigen müssen.

Die TherapeutIn erklärt das Rollenspiel und erfragt genau Situationen mit Beschuldigungen und Verdächtigungen, die die Kinder kennen. Anschließend wird aus den berichteten Situationen eine für das Rollenspiel ausgewählt.

> Wir werden jetzt nochmals ein Rollenspiel machen. Heute geht es darum, wie man reagieren kann, wenn man zu Unrecht beschuldigt oder verdächtigt wird. Wir haben uns zwei Beispiele ausgedacht, die wir im Rollenspiel spielen können. Oder wir spielen eine Situation, die einer von euch schon mal erlebt hat.

Die Gruppe erzählt eigene Beispiele bzw. bei Bedarf bringt die TherapeutIn Beispiele.

■ **Rollenspiel-Ideen: Sich verteidigen** (vgl. S. 107 und CD-ROM)

Die Situation und Reaktionen werden detailliert erfragt.

> Wir könnten z. B. die Situation von ... bzw. die Beispielsituation nachspielen. Wer würde das gerne ausprobieren? (*Die TherapeutIn hakt nach und macht Mut: ... Das ist natürlich ungewohnt, aber ihr könnt ausprobieren, anders zu reagieren, und ihr seid ja nicht allein, sondern bekommt Mitspieler ... es müssen sowieso alle mal mitspielen*).

Der Spieler darf sich dann die Mitspieler für jede Rolle aussuchen (außer bei schwierig nachzuspielenden Interaktionen, bei der sich Therapeutin/Kotherapeutin für die Rolle anbieten). Details und genaues Verhalten und Dialoge der Mitspielenden werden erfragt. Den Mitspielern muss dabei klar werden, wie sie sich verhalten sollen.

> Wie willst du dich verhalten? Wie verhalten sich die anderen Mitspieler?
>
> Du darfst jederzeit Stopp rufen, wenn du das Spiel unterbrechen möchtest.

Der Raum wird der Situation entsprechend hergerichtet, die Mitspieler gefragt, ob sie noch Informationen brauchen. Die anderen Kinder werden aufgefordert, Beobachter zu sein. Die TherapeutIn bringt die Spieler in ihre Rollen *(du bist ..., du bist jetzt ..., und jetzt fangt an)*.

Anschließend wird das Rollenspiel durchgeführt. Bei Schwierigkeiten kann das Rollenspiel kurz gestoppt und besprochen werden, Anregungen können gesammelt werden, wie man sich verhalten kann, ein Helfer kann bestimmt werden.

Danach beendet die TherapeutIn das Spiel und entlässt die Spieler aus ihren Rollen. Der Hauptspieler soll zuerst erzählen, wie er das Rollenspiel empfunden hat, danach die Mitspieler, Beobachter und TherapeutInnen. Insgesamt wird positives Feedback gegeben und negative Kritik begrenzt.

Das weitere Vorgehen wird erläutert.

> Wir werden nach der Pause die Entspannungsübung machen und das Rollenspiel im Anschluss noch mal spielen. Dann können wir gemeinsam schauen, ob die Situation einfacher ist, wenn ihr euch vorher entspannt habt.

4.8.3 Pause

Bewegungsspiel: Schlangenbewegungen

Die Kinder bilden eine Schlange und laufen dem ersten Spieler hinterher. Das vorderste Kind macht eine Fortbewegung (z. B. springen, auf einem Bein hüpfen, auf allen Vieren, schleichen etc.) vor, die die anderen Kinder nachmachen müssen. Nach einiger Zeit darf das letzte Kind an die Spitze und eine Laufart vormachen, die dann von den anderen Kindern imitiert wird. Der Spieldurchgang ist beendet, wenn jedes Kind einmal an der Reihe war.

4.8.4 PME im Sitzen mit Fantasiereise zum Ruhebild

Die Kinder werden darüber informiert, dass jeder am Ende der Entspannungsübung, die im Sitzen durchgeführt wird, eine Fantasiereise zum jeweiligen persönlichen Ruhebild unternehmen wird. Die Entspannung wird nach der Reise durch den Körper nicht zurückgenommen, sondern mit der Fantasiereise fortgefahren.

■ **Anleitung zur PME, 7-Muskelgruppen** (vgl. S. 81 und CD-ROM)

■ **Fantasiereise zum Ruhebild** (vgl. S. 86 und CD-ROM)

4.8.5 Nachbesprechung

Durch gezieltes Nachfragen lässt die TherapeutIn jedes Kind die Wirkung der Entspannungsübung und die Fantasiereise zum persönlichen Ruhebild beschreiben.

> Wie habt ihr euch während der Übung gefühlt? Was habt ihr gespürt? Wie fühlt ihr euch jetzt? Wo wart ihr in der Fantasiereise? Habt ihr euch die Farben, die Geräusche, die Körperempfindungen und Gerüche vorstellen können? Was habt ihr besonders genießen können?

4.8.6 Wiederholung des Rollenspiels

Das Rollenspiel wird wie beim ersten Durchgang wiederholt (nochmals das Ziel verdeutlichen, möglichst dieselben Rollen vergeben, Spielen, nachbesprechen). Das Rollenspiel wird mit dem Ziel wiederholt, das Verhalten im Rollenspiel zu verbessern oder andere Reaktionen auszuprobieren. Dazu wird zunächst der Hauptspieler gefragt, was er gerne verbessern möchte. Mit Hilfe von Ratschlägen und Ideen der Gruppenmitglieder und gegebenenfalls der TherapeutInnen wird das Ziel sowie das Zielverhalten auf Flip-Chart-Papier festgehalten (z. B. sich nicht beirren/einschüchtern lassen; Wut im Zaum halten, mit ruhiger, fester Stimme sprechen; „du beschuldigst mich zu Unrecht" deutlich sagen).

Das Rollenspiel kann auch variiert werden, z. B. indem es von einem anderen Gruppenmitglied gespielt oder eine ähnliche Situation gewählt wird, falls die Wiederholung des Rollenspiels keinen Nutzen bringen würde (wenn z. B. das Zielverhalten bereits im ersten Durchgang gezeigt wurde und keine gefühlsmäßige Verbesserung durch die Entspannungsübung zu erwarten ist). Anschließend wird das Rollenspiel besprochen.

Nach dem Spielen wird das Rollenspiel nachbesprochen. Verbesserungen beim zweiten Durchgang werden besonders hervorgehoben und verstärkt.

> Wie war es im Vergleich zu vorher, wie hast du dich gefühlt? Was war anders? Was ist dir noch besser gelungen beim zweiten Mal? Hat die Entspannungsübung etwas bewirkt?

4.8.7 Hausaufgabe

Die Entspannungsübung kann, wenn sie bislang regelmäßig geübt wurde, gezielt nach oder vor einer anstrengenden, schwierigen Situation an einem ruhigen Ort durchgeführt werden.

> Ihr habt in den letzten Wochen die Entspannungsübung regelmäßig geübt und werdet jetzt langsam zu Profis. Das heißt, dass ihr beginnen könnt, die Entspannungsübung auch dann zu machen, wenn ihr in einer schwierigen oder anstrengenden Situation seid. Zum Beispiel könnt ihr die Übung vor einer Klassenarbeit in der Pause an einem ungestörten Platz machen. Oder auch nach einer schwierigen Situation wie heute im Rollenspiel.
>
> Wichtig ist es, die Muskelentspannung auch dann weiter zu machen, wenn ihr keine schwierigen Situationen habt, damit ihr nicht aus der Übung kommt. Ihr könnt selbst entscheiden, ob ihr eine Fantasiereise dazu machen möchtet oder nicht.

4.9 Neunte Sitzung

Überblick über die Sitzung
– Einführung – Nutzen der PME für schwierige Situationen – Körperübung – Trösterspiel – Pause: Bewegungsspiel – Entspannungsgeschichte mit PME im Liegen – Nachbesprechung – Hausaufgabe
Materialien
– Trösterspiel – Anleitung zu PME, 7-Muskelgruppen

4.9.1 Einführung

Zur Einführung fragt die TherapeutIn die Kinder nach ihrem Befinden und bespricht kurz die Entspannungsübung der letzten Woche.

> Wie geht es euch? Habt ihr in der letzten Woche eine oder mehrere Entspannungsübungen gemacht? Wo und in welcher Situation?

> Hatte die Entspannung einen Einfluss auf eure Stimmung, euren Umgang mit der Situation, eurem Verhalten? Wie wollt ihr in Zukunft mit solchen Situationen und der Entspannung umgehen?

> Oder konntet ihr etwas anderes tun, um mit der Situation zurechtzukommen? Wie ging das? Gab es Schwierigkeiten? Was möchtet ihr in Zukunft machen?

4.9.2 Nutzen der PME für schwierige Situationen

Besonders ausführlich werden die Entspannungsübungen besprochen, die die Kinder vor oder nach schwierigen Situationen angewendet haben, deren Wirkung und mögliche Schwierigkeiten. Haben die Kinder keine schwierigen Situationen erlebt, wird besprochen, was sie machen möchten, falls schwierige Situationen auftreten. Neben der Entspannungsübung werden bei Schilderungen von schwierigen Situationen auch weitere Bewältigungsstrategien besprochen.

> In den letzten zwei Sitzungen haben wir Rollenspiele geübt und zwischendurch Entspannungsübungen gemacht. Vielleicht habt ihr auch schon vor oder nach einer echten schwierigen Situation eine Entspannungsübung gemacht. Gab es eine schwierige Situation in der letzten Woche, bei der ihr die Entspannung gemacht habt?

Körperübung: Strandmassage
Die Kinder bilden Paare. Jeweils einer der Partner steht mit leicht gebeugten Knien, beugt den Oberkörper leicht nach vorne und stützt sich z. B. auf einem Tisch ab. Der Andere stellt sich dahinter. Die TherapeutIn erzählt eine Geschichte von einem Tag am Strand. Die Kinder, die hinten stehen, sollen das Beschriebene auf den Rücken des Partners mit Händen und Fingern durch unterschiedlich starkes Klopfen oder Streichen nachahmen.
Es ist ein schöner Tag am Meer. Du gehst zum Wasser, um eine große Sandburg zu bauen. Du wartest auf eine große Welle, damit sie den Sand ganz glatt macht. Erst kommt eine kleine Welle, und geht zurück. Noch eine kleine Welle, und sie geht gleich wieder zurück. Jetzt kommt eine große Welle, sie fegt über alles hinweg und sprudelt, als sie wieder zurückgeht. Jetzt ist die Fläche ganz glatt. Schnell gräbst du

einen Wassergraben, der das Meerwasser abfängt. Dahinter baust du einen großen Wall aus Sand. Den Wall klopfst du fest, damit er hält. Jetzt schüttest du Sand auf, damit es einen Hügel gibt. Der Sand rieselt immer wieder den Hügel hinunter, du drückst ihn fest. Jetzt drückst du einen mit Sand gefüllten Eimer auf den Hügel, so dass es einen runden Turm gibt. Vier runde Türme kommen auf den Hügel, ganz vorsichtig. Schön sieht die Sandburg aus. Da weht ein kräftiger Windstoß die Türme um, und der Sand rieselt den Hügel herunter. Da kommt eine mächtige Welle, überflutet den Wassergraben und fegt über den ganzen Wall, den Hügel und die eingestürzten Türme. Das Meerwasser sprudelt und fließt wieder zurück. Es hinterlässt eine ganz glatte Fläche. Nur eine kleine Krabbe, die über den Sand huscht, hinterlässt ihre Spuren auf dem Sand.

Jetzt bist du müde und gehst zu deinem Handtuch, um ein wenig zu schlafen.

Die Massage wird mit getauschten Rollen wiederholt. Anschließend wird die Übung ein einer kurzen Runde besprochen. Die Kinder berichten, was ihnen gefallen/nicht gefallen hat.

4.9.3 Trösterspiel

Ziel des Trösterspiels (aus „Spiele zum Problemlösen" von Bernd Badegruber, 1998, Band 1, S. 68 f.) ist es, Problembewusstsein zu wecken, Zuhören und Hilfe-Anbieten zu üben.

Jeder zweite Spieler erhält eine Problemkarte. Auf der Karte steht jeweils ein Problem. Die Kinder mit den Problemkarten lesen sich die Karte durch und werden von anderen Spielern, die keine Karte haben, besucht und nach ihrem Kummer gefragt, z. B. „Warum schaust du denn heute so traurig?" Das „Problemkind" erzählt ihm von seinem Unglück. Das andere Kind schlüpft in die Rolle des Freundes, der Mutter, des Lehrers o. Ä. und versucht dem Problemkind Rat zu geben und zu helfen. Nach dem Gespräch sucht sich der Helfer ein anderes Problemkind. Die Gespräche finden gleichzeitig statt.

Danach gibt es eine Feedback-Runde. Das Problemkind schildert, was ihm am meisten geholfen hat und begründet, warum.

Trösterspiel (vgl. S. 110 und CD-ROM)

4.9.4 Pause

Bewegungsspiel: Stille Post mit Gegenständen

Die Kinder sitzen oder stehen im Kreis. Ein Kind beginnt, indem es sich einen Gegenstand ausdenkt und pantomimisch an seinen Sitznachbarn weitergibt (z. B. ein schwerer Stein, eine lange Schnur, ein Wassereimer, eine Stecknadel). Der letzte Spieler des Kreises muss erraten, um welchen Gegenstand es sich handelt. Hat er richtig geraten, darf er sich einen neuen Gegenstand ausdenken und weitergeben. Rät er falsch, beginnt der nächste Spieler mit einer neuen Runde.

4.9.5 Entspannungsgeschichte mit PME im Liegen

Die TherapeutIn erläutert den Kindern, dass sie bei der Entspannungsgeschichte „Das verlassene Füchslein" zunächst zuhören können und im Verlauf der Geschichte eingeladen werden, die Progressive Muskelentspannung mitzumachen. Die Geschichte beginnt in dieser Sitzung mit dem ersten Teil und wird in der nächsten Sitzung fortgesetzt.

Wir haben noch mal eine schöne Geschichte für euch mitgebracht. Ihr könnt euch jetzt bequem hinlegen, die Augen schließen und zuhören. Wie bei der ersten Geschichte werden wir alle bei der Entspannungsübung mitmachen.

Das verlassene Füchslein (Teil 1)
Heute ist der erste Schnee gefallen. Alles sieht anders aus. Eine dicke weiße Decke liegt auf den Dächern, in den Gärten und auf den Wiesen. Die Tannenäste hängen schwer herab unter dem Gewicht der Schneedecke.

Du hast den ganzen Nachmittag im Schnee gespielt mit deiner Freundin Nicole. Ihr habt einen Schneemann gebaut, ihr habt euch Schneeballschlachten geliefert und seid durch den schneebedeckten Wald spaziert. Nicole wohnt in einem Haus am Waldrand, ihr Papa ist nämlich Förster.

Du freust dich riesig, weil du heute bei Nicole übernachten darfst. Draußen ist es schon dunkel, du hast es dir mit Nicole vor dem Kamin gemütlich gemacht, in dem das Feuer prasselt und euch schön wärmt. Ihr habt schon den Pyjama an und erzählt euch Gute-Nacht-Geschichten.

Plötzlich klingelt das Telefon und Nicoles Papa ist hellwach: „Ja, ich komme sofort, bleiben Sie, wo Sie sind." Hört ihr ihn sagen. Dann legt er den Hörer auf und erzählt dir und Nicole:

„Hört mal ihr zwei, ich muss noch mal weg. Ein Autofahrer hat eine Füchsin überfahren, die mit ihrem Jungen die Straße überquert hat. Nun muss ich das junge Füchslein suchen, das sich versteckt hat. Es muss noch ganz klein sein und dazu noch in der kalten Jahreszeit geboren. Alleine wird es nicht überleben. Vielleicht können wir es retten."

Nicole fragt: „Papa, wir wollen mitkommen, bitte!" „Das ist nichts für euch, Kinder, ihr werdet das Füchslein nur erschrecken." „Bitte Papa, wir sind ganz ruhig und vorsichtig. Wir können bestimmt beim Suchen helfen", bettelt Nicole. Der Förster überlegt kurz. „Na gut, dann zieht euch schnell was Warmes an."

Eilig rennen du und Nicole ins Zimmer und zieht euch an. Dann fahrt ihr los.

Als ihr an der Unfallstelle ankommt, wartet dort der Autofahrer. Er hat eine Decke über die tote Füchsin gebreitet. Alle sind traurig über die Füchsin, aber dann gibt es Wichtigeres zu tun. Mit Taschenlampen ausgerüstet, geht ihr mit dem Förster in den Wald. Er hat euch gebeten, mit ihm zusammen nach einem Loch, einer kleinen Höhle im Boden zu suchen, die der Fuchsbau sein kann. Plötzlich entdeckt ihr eine Vertiefung unterhalb einer Baumwurzel. Der Förster leuchtet hinein. „Da, ich kann das Fell sehen, ganz weit hinten im Bau. Wie sollen wir es nur rausholen?" Der Förster greift vorsichtig mit dem Arm in das Loch, so tief er kann. „Die Höhle ist zu tief. Ich komme nicht hin. Und der Eingang ist zu schmal, dass ich hineinkriechen könnte." Er überlegt.

Da fragst du zaghaft: „Könnte ich nicht versuchen hinein zu kriechen? Ich bin nicht so groß wie du." Nicole hüpft aufgeregt auf der Stelle: „Ich, Papa, lass mich reinkriechen, ich bin noch kleiner." Der Förster sieht dich prüfend an. „Das ist eine schwierige Aufgabe. Das Füchslein ist ganz verstört und ängstlich. Aber du kannst es versuchen, wenn du ganz ruhig und vorsichtig bist." Dann sagt er zu Nicole: „Du bist zu aufgeregt, Nicole, das Füchslein würde versuchen zu flüchten. Es braucht jemand, der sehr ruhig ist."

Da antwortest du: „Ich werde meine Entspannungsübung machen, dann bin ich sehr ruhig und werde es nicht erschrecken." Der Förster nickt zustimmend. Und gibt dir eine Taschenlampe.

Vorsichtig gehst du zum Eingang des Fuchsbaus und wirfst einen Blick hinein auf das zitternde Füchslein.

Du kauerst dich vor das Loch und machst es dir so bequem es geht. Gott sei Dank bist du warm angezogen, dir ist nicht kalt. Du schließt die Augen.

Strecke, recke und räkle dich noch mal so richtig ...

Die Anleitung der Progressiven Muskelentspannung wird ohne Übergang im Anschluss gegeben. Die Kinder machen die Übung mit. Die Entspannung wird am Ende der Übung noch nicht zurückgenommen, sondern direkt mit der Geschichte fortgefahren.

Anleitung zur PME, 7-Muskelgruppen (vgl. S. 81 und CD-ROM)

Nun, mit dem Gefühl der Ruhe, der Entspannung, beginnst du ganz langsam, in die Höhle hinein zu kriechen. Du bewegst dich nur ganz wenig und vorsichtig, um das verlassene Füchslein nicht zu erschrecken. Zwischendurch hältst du immer wieder inne, um die Ruhe in dir zu spüren. Dann kriechst du vorsichtig auf dem Bauch liegend ein Stückchen näher. Das Füchslein kauert in der Ecke und beobachtet dich ängstlich. Nun bist du so nah, dass du es berühren könntest. Aber du wartest ab, lässt dem Füchslein Zeit und nimmst die Entspannung in deinem Körper wahr. Du fühlst dich ganz ruhig, langsam überträgt sich deine Ruhe auf das Füchslein. Du merkst, dass es etwas Angst verliert. Dann streckst du deinen Arm ganz langsam aus, ganz vorsichtig berührst du das weiche Fell. Das Füchslein lässt es geschehen. Behutsam nimmst du es in die Arme, so langsam, dass das Füchslein keine Angst bekommt. Es ist ganz klein und leicht. Du wärmst es etwas, so dass es aufhört zu zittern. Dann kriechst du vorsichtig rückwärts aus der Höhle, das Füchslein in deinen Armen.

Alle sind ganz erleichtert und niemand ist mehr aufgeregt.

„Das hast du wirklich toll gemacht. Gott sei Dank haben wir das Füchslein jetzt. Wir werden es mitnehmen. Heute Nacht werden wir ihm eine warme Ecke im Haus herrichten. Morgen werde ich ein Gehege mit einer kuscheligen Schlafhöhle neben dem Haus bauen, in dem wir es groß ziehen können. Wenn es ausgewachsen ist, werden wir es wieder im Wald frei lassen."

Für heute ist die Geschichte zu Ende und wir denken langsam daran, die Übung zu beenden. Dazu atmen wir noch einmal tief durch ... recken, strecken und räkeln uns ... und öffnen langsam die Augen.

4.9.6 Nachbesprechung

Die Wirkung der Entspannungsübung wird mit jedem Kind nachbesprochen.

Wie hat euch die Geschichte gefallen? Wie habt ihr euch bei der Entspannungsübung gefühlt? Wie fühlt ihr euch jetzt?

4.9.7 Hausaufgabe

Durchführen der Entspannungsübung, auch vor oder nach einer schwierigen Situation.

4.10 Zehnte Sitzung

Überblick über die Sitzung
– Einführung – Trösterspiel – Pause: Bewegungsspiel – Entspannungsgeschichte mit PME im Liegen – Nachbesprechung – Hausaufgabe
Materialien
– Trösterspiel – Ball – Anleitung zur PME, 7-Muskelgruppen – Papier und Malstifte

4.10.1 Einführung

Zur 10. Sitzung bittet die TherapeutIn die Kinder, Rückmeldung über die bisherigen Inhalte der Sitzungen, das Vorgehen und persönliche Erfolge zu geben. An dieser Stelle können nochmals Schwierigkeiten oder unrealistische Ziele besprochen werden. Die TherapeutIn erfragt auch Wünsche für das weitere Vorgehen, die sie, wenn diese möglich und sinnvoll sind, in den folgenden Sitzungen berücksichtigen kann.

> Heute haben wir die 10. Sitzung. Ihr habt schon einige Erfahrungen mit Entspannung gesammelt. Wir würden gerne von euch wissen, wie euch das Entspannungstraining und die Sitzungen bisher gefallen haben. Habt ihr den Eindruck, dass ihr was gelernt habt? Etwas, das nützlich ist für euch?

> Uns ist es auch wichtig, dass euch das Training Spaß macht. Hat euch bisher irgendetwas gefehlt, hättet ihr noch Wünsche?

> Wie ging es zu Hause mit der Entspannungsübung? Habt ihr sie mal in einer schwierigen Situation gemacht?

4.10.2 Trösterspiel

Die Kinder spielen das Spiel wie in der letzten Sitzung und erhalten die Karten, die sie noch nicht benutzt haben. Falls beim letzten Mal nicht alle Kinder in beiden Rollen waren, tauschen sie jetzt die Rollen.

■ **Trösterspiel** (vgl. S. 110 und CD-ROM)

4.10.3 Pause

Bewegungsspiel: Verbotene Zahl
Die Kinder bilden einen Kreis und bestimmen eine „verbotene Zahl".
Ein Spieler beginnt, indem er einem anderen einen Ball zuwirft und gleichzeitig dessen Namen sowie eine beliebige Zahl ruft, z. B. „Stefan 4". Stefan fängt den Ball nur, wenn nicht die verbotene Zahl genannt wurde und setzt das Spiel wie der erste Spieler fort. Wenn die verbotene Zahl gerufen wird, darf der Angesprochene (hier Stefan) den Ball nicht berühren und lässt den Ball zu Boden fallen. Erst dann darf er ihn aufheben und das Spiel fortsetzen, indem er eine zweite verbotene Zahl bestimmt. Bei beiden verbotenen Zahlen darf der Ball dann nicht gefangen werden.
Wer den Ball mit beliebiger Zahl nicht gefangen hat oder trotz der verbotenen Zahl gefangen hat, muss eine Runde aussetzen.
Das Spiel wird von neuem begonnen, wenn zu viele verbotene Zahlen das Spiel erschweren oder mehr als die Hälfte der Spieler die Spielrunde aussetzen muss.

4.10.4 Entspannungsgeschichte mit PME im Liegen

Die Entspannungsgeschichte „Das verlassene Füchslein" wird fortgesetzt. Die Kinder machen es sich auf den Matten bequem und hören der TherapeutIn beim Vorlesen zu. Die Entspannungsübung, zur der die Geschichte einlädt, wird von den Kindern mitgemacht.

> Die Geschichte vom letzten Mal geht noch weiter. Will jemand erst noch mal kurz erzählen, was letztes Mal in der Geschichte passiert ist?
>
> Ihr könnt euch jetzt bequem hinlegen, wenn ihr wollt die Augen schließen und zuhören. Wie letztes Mal werden wir alle bei der Entspannungsübung mitmachen.

Das verlassene Füchslein (Teil 2)
Heute ist ein besonderer Tag. Ungeduldig hast du auf diesen Tag gewartet und jetzt ist es soweit: Wir haben den 24. Dezember. Heute ist der Weihnachtsabend.

Im Wohnzimmer steht ein großer Weihnachtsbaum, den du mit deiner Mami zusammen dekoriert hast. Er leuchtet so schön und duftet nach Tannennadeln. Die Geschenke liegen schon unter dem Baum und du bist ganz gespannt, was wohl in den Päckchen ist. Die darfst du aber erst nach dem Abendessen auspacken, also musst du noch warten. Mami und Papi fangen erst an, das Essen zu richten. Das kann noch lange dauern. Das Warten ist das Allerschlimmste am Heiligabend.

Aber da klingelt es an der Tür. Wer wird das sein?

Es ist Nicole und ihr Papi, der Förster. Nicole sagt: „Schau mal, wir haben dir ein Geschenk mitgebracht. Das darfst du schon jetzt aufmachen." Es ist ein Umschlag. Neugierig machst du ihn auf. Es ist ein Foto drin, ein Foto vom kleinen Füchslein. Es schaut ganz traurig. Der Förster sagt: „Deine Rettung vom Füchslein ist zwei Tage her. Seit wir den kleinen Fuchs haben, will er kaum was zu sich nehmen. Wir versuchen, ihn mit der Flasche zu füttern, denn er trinkt noch Milch. Aber er ist immer so ängstlich bei uns, dass er sich kaum getraut zu trinken. Außerdem fehlt ihm seine Fuchsmami und er bräuchte einen Freund oder eine Freundin, die ihm ein bisschen Liebe und Wärme gibt und mit ihm spielt. Bei dir hatte er keine Angst, deshalb wollen wir dir das Füchslein schenken. Du sollst seine Freundschaft gewinnen. Er bleibt bei uns im Gehege und du besuchst ihn so oft du kannst, fütterst ihn und spielst mit ihm. Wenn er dann ausgewachsen ist, müssen wir ihn wieder aussetzen, denn im Wald gefällt es ihm sicher besser. Aber bis dahin soll er nicht alleine sein. Möchtest du dich um ihn kümmern?"

„Ja, ja, ich will ihn füttern und mit ihm kuscheln und spielen", sagst du voller Freude, „ich will ihn jeden Tag besuchen in den Ferien und danach so oft ich kann. Ich hab ihn schon jetzt so gern."

„Das habe ich mir gedacht", sagt der Förster, „vielleicht willst du jetzt mit zu uns kommen, es ist noch genug Zeit bis zum Abend. Ich bringe dich rechtzeitig zurück." Mami und Papi sind einverstanden und ihr brecht auf zum Försterhaus.

Der Förster hat schon ein Gehege gebaut, mit einem Zaun und einer großen Holzkiste, die auf einer Seite offen ist. Das Füchslein hat in der Holzkiste sein Nest, dort ist es kuschelig warm zwischen ein paar alten Decken. Du betrittst mit Nicole das Gehege, der Förster hat dir eine Flasche mit warmer Milch mitgegeben. „Ich werde versuchen so ruhig zu sein wie du", sagt Nicole. „Okay", sagst du, „dann mach die Übung einfach mit." Ihr setzt euch leise auf einige Holzbretter neben der Kiste, in der sich das Füchslein eingerollt hat.

Du sprichst mit ruhiger, leiser Stimme:

„Strecke, recke und räkle dich noch mal so richtig …"

Die Anleitung der Progressiven Muskelentspannung wird ohne Übergang im Anschluss gegeben. Die Kinder machen die Übung mit. Die Entspannung wird am Ende der Übung noch nicht zurückgenommen, sondern direkt mit der Geschichte fortgefahren.

▌ **Anleitung zur PME, 7-Muskelgruppen** (vgl. S. 81 und CD-ROM)

> Du fühlst dich nun ganz ruhig und entspannt. Dir ist ganz warm in deiner dicken Winterjacke,

obwohl es draußen ziemlich kalt ist. Vorsichtig beugst du dich zur Kiste herüber, ziehst ganz langsam ein Stück von der Decke beiseite. Das Füchslein schläft. Sein Rücken hebt und senkt sich langsam, wenn es ein- und ausatmet. Ganz vorsichtig schiebst du deine Arme unter die Decke und hebst das Bündel behutsam hoch und auf deinen Schoß. Das Füchslein regt sich etwas und du wärmst es und streichelst es bedächtig über seinen Kopf und Rücken. Es hat ganz weiches, glänzendes Fell. Du achtest darauf, dass du ruhig weiteratmest. Schläfrig hebt das Füchslein den Kopf und schnuppert an deiner Hand. Seine Nase ist ganz feucht und der Atem, der aus seiner Nase ausströmt, kitzelt ein wenig an der Hand. Da fängt es leise an zu schmatzen und schleckt mit seiner kleinen, rauen Zunge an deinem Finger. Vorsichtig hebst du ihm die warme Milchflasche vor die Nase. Das Füchslein schleckt ein wenig an der Flasche. Da schaut es ganz hungrig und beginnt gierig zu trinken. Du und Nicole schaut euch an und strahlt. Ihr freut euch beide riesig, aber im Stillen, um das Füchslein nicht zu stören.

Es trinkt fast die ganze Flasche, leckt sich dann die Milch von den Lefzen und schaut dich lustig an. „Du brauchst einen Namen", sagst du leise zu ihm, „Wir werden dich Filou nennen. So heißt auf Französisch jemand, der ein ganz Schlauer ist. Du bist zwar noch klein, aber ich glaube, du wirst mal ein ganz schlauer Fuchs."

Ein ganzes Jahr später weißt du, dass du Recht damit hattest. Filou ist groß geworden und lebt jetzt wieder im Wald. Er gräbt sich seinen Bau, er fängt Mäuse als Nahrung und hält sich von fremden Menschen fern. Aber wenn du und Nicole in den Wald geht, dann findet er euch immer sogleich und kommt euch begrüßen.

Dann kommen wir langsam zum Ende der Übung. Atme noch einmal tief durch. Wenn du möchtest, dann öffne langsam die Augen, strecke dich und räkle dich.

4.10.5 Nachbesprechung

Die Wirkung der Entspannungsübung wird mit jedem Kind nachbesprochen.

Wie hat euch die Geschichte gefallen? Wie habt ihr euch bei der Entspannungsübung gefühlt? Wie fühlt ihr euch jetzt?

Falls noch Zeit ist, können die Kinder ein Bild zur Geschichte malen.

4.10.6 Hausaufgabe

Durchführen der Entspannungsübung, auch vor oder nach einer schwierigen Situation.

4.11 Elfte Sitzung

Überblick über die Sitzung
– Einführung – Einstimmungsspiel – Erinnerungsreise zu einer schwierigen Situation – Rollenspiel zu schwieriger Situation – Pause: Bewegungsspiel – PME im Sitzen mit Fantasiereise zum Ruhebild – Nachbesprechung – Wiederholung des Rollenspiels – Hausaufgabe
Materialien
– Rollenspiel-Ideen: Schuld eingestehen – Anleitung zur PME, 7-Muskelgruppen – Fantasiereise zum Ruhebild – Flip-Chart

4.11.1 Einführung

Zur Einleitung fragt die TherapeutIn die Kinder nach Entspannungsmomenten im Alltag. Hierbei wird die aktive Rolle der Kinder bei der Gestaltung ihres Alltags betont. Die Kinder sollen angeregt werden, selbst für ein ausgewogenes Verhältnis von Aktivität und Ruhe zu sorgen. Anschließend wird die Entspannungsübung als Hausaufgabe besprochen.

> Wie ist es euch seit der letzten Sitzung ergangen? Habt ihr für genügend ruhige, entspannte Momente gesorgt? Seid ihr zufrieden oder würdet ihr gerne was verändern? Habt ihr die Entspannungsübung gemacht? Wie oft? In welchen Situationen?

4.11.2 Einstimmungsspiel: ein langer Tag

Die Sitzung beginnt mit einem Spiel, um Bewegungsdrang abzubauen und Ruhe herzustellen.

Die Spieler sitzen im Kreis und werden aufgefordert, die Tätigkeiten, die die TherapeutIn nennt, pantomimisch auszuführen:

> Aufstehen ... – anziehen ... – joggen ... – schwimmen ... – duschen ... – Staub saugen ...
> – Auto fahren ... – Treppen steigen ... – Hände schütteln ... – eine Leiter hochklettern ... – einen Nagel in die Wand schlagen ... – Fenster putzen ... – dem Hund einen Ball werfen ... – den Hund streicheln ... – Blumen gießen ... – Arme ausschütteln ... – Beine ausschütteln ... – hinsetzen ... – räkeln ... – gähnen ... – den Kopf auf die Arme stützen ... – den Kopf auf den Tisch legen ... – Augen schließen ... – ruhig und gleichmäßig atmen ... – schlafen ...

Nach etwa einer Minute: aufwachen – ruhig sitzen bleiben.

Das Spiel ist beendet.

4.11.3 Erinnerungsreise zu einer schwierigen Situation

Diese Übung dient der Einstimmung in das Thema des Rollenspiels, indem die Kinder angeleitet werden, sich an eine Situation zu erinnern, in der sie einen Fehler begangen haben und die Schuld eingestehen oder sich entschuldigen wollten oder sollten.

> Setzt euch bequem hin, die Füße nebeneinander auf den Boden, die Arme auf die Oberschenkel ... lass Ruhe einkehren ... und schließe die Augen ... achte auf deine Atmung ... einmal tief durchatmen ... und weiteratmen, ganz regelmä-

> ßig … spüre, wie sich deine Bauchdecke von alleine hebt und Luft in deine Lunge strömt und wieder ausströmt, wie von alleine … dann lenke deine Aufmerksamkeit nach innen … und spüre, wie du dich jetzt im Moment fühlst … vielleicht findest du für dich ein Wort, das gut beschreibt, wie du dich im Augenblick fühlst …
>
> … dann geh in Gedanken zurück, die letzten Tage und Wochen … gab es mal eine Situation, in der du einen Fehler gemacht hast oder etwas Unrechtes getan hast? Eine Situation, in der du deine Schuld oder deinen Fehler jemand anderem gegenüber eingestehen musstest? Oder dich bei jemandem entschuldigen wolltest? Erinnerst du dich an eine solche Situation? Was war da genau, mit wem? Wie hast du den Fehler zugegeben oder dich entschuldigt?
>
> Versuche dich zu erinnern, wie du dich gefühlt hast … vielleicht findest du ein Wort um es zu beschreiben …
>
> Wenn du dir dein Gefühl gut vorstellen kannst, dann kannst du die Augen öffnen, dich strecken und das Wort sagen, das deine Gefühle in der Situation am besten beschreibt.

Besprechung der Situation

Jedes Kind beschreibt die erlebte Situation und die Gefühle in der Situation. Die Kinder werden ermutigt und verstärkt, offen zu erzählen. Die TherapeutIn achtet darauf, dass das beschriebene Verhalten nicht kritisiert oder bewertet wird. Wenn die Hemmungen der Kinder zu groß sind, um von ihren Fehlern zu berichten, erzählt die TherapeutIn zunächst ein eigenes Beispiel.

> Was war das für eine Situation? Wer war beteiligt? Worum ging es? Wie hast du dich gefühlt? Wie hast du reagiert? Wie hat die andere Person/haben die anderen Personen reagiert? Kanntest du so eine Situation schon von früher?

4.11.4 Rollenspiel zu schwieriger Situation

Thema
– Schuld eingestehen
– sich entschuldigen
– „seinen Mann stehen"

Das Rollenspiel zum Thema: „Schuld eingestehen/sich entschuldigen" wird vorbereitet, indem eine der erzählten Situationen oder ein von der TherapeutIn vorgegebenes Beispiel (vgl. S. 108) ausgewählt wird. Die ausgewählte Situation und das Vorgehen im Rollenspiel werden im Detail besprochen.

Rollenspiel-Ideen: Schuld eingestehen (vgl. S. 108 und CD-ROM)

> Wir werden jetzt wieder ein Rollenspiel machen. Heute geht es darum, wie man reagieren kann, wenn man seine Schuld eingestehen muss oder sich bei jemandem entschuldigen will. So eine Situation kann unangenehm sein, aber wenn wir geübt haben, uns gelassen zu entschuldigen, dann geht es einfacher und ist nicht mehr so unangenehm.
>
> Wir können eine Situation spielen, die einer von euch erzählt hat. Wir haben uns aber auch zwei Beispiele ausgedacht, die wir im Rollenspiel spielen könnten.

Die Situation und Reaktionen werden detailliert erfragt.

> Wir könnten z. B. die Situation von … bzw. die Beispielsituation nachspielen. Wer würde das gerne ausprobieren? (*Die TherapeutIn hakt nach und macht Mut. … ihr könnt ausprobieren, anders zu reagieren, und ihr seid ja nicht allein, sondern bekommt Mitspieler … es müssen sowieso alle mal mitspielen*).

Der Spieler darf sich dann die Mitspieler für jede Rolle aussuchen (außer bei schwierig nachzuspielenden Interaktionen, bei der sich die TherapeutIn/KotherapeutIn für die Rolle anbietet). Details, genaues Verhalten und Dialoge der Mitspielenden werden erfragt. Den Mitspielern muss dabei klar werden, wie sie sich verhalten sollen.

> Wie hast du dich verhalten (falls es bis dahin noch nicht klar ist) und wie willst du dich verhalten? Du darfst jederzeit Stopp rufen, wenn du unterbrechen möchtest.

Der Raum wird der Situation entsprechend hergerichtet, die Mitspieler gefragt, ob sie noch Informationen brauchen. Die anderen Kinder werden aufgefordert, Beobachter zu sein. Die TherapeutIn bringt die Spieler in ihre Rollen *(du bist ..., du bist jetzt ..., und jetzt fangt an)*.

Anschließend wird das Rollenspiel durchgeführt. Bei Schwierigkeiten kann das Rollenspiel kurz gestoppt und besprochen werden, Anregungen gesammelt, wie man sich verhalten kann, ein Helfer bestimmt. Danach beendet die TherapeutIn das Spiel und entlässt die Spieler aus ihren Rollen. Der Hauptspieler soll zuerst erzählen, wie es für ihn war, danach geben die Mitspieler, Beobachter und TherapeutInnen Feedback. Insgesamt wird positives Feedback gegeben und negative Kritik begrenzt.

Die TherapeutIn erklärt das weitere Vorgehen.

> Wir werden nach der Pause die Entspannungsübung machen und das Rollenspiel im Anschluss noch mal spielen. Dann können wir gemeinsam schauen, ob die Situation einfacher ist, wenn ihr euch vorher entspannt habt.

4.11.5 Pause

Bewegungsspiel: Schiffe lenken in der Nacht

Jeweils zwei Mitspieler finden zusammen und bilden die Besatzung eines Schiffes. Der eine Matrose, der das Schiff im Dunkel der Nacht lenkt, geht mit geschlossenen Augen vor und bewegt sich im Raum. Der andere Matrose, der vom Schiffsmast Ausschau hält, folgt dem Ersten mit offenen Augen und warnt ihn mit einem Signalhorn vor einem drohenden Zusammenstoß mit anderen Schiffen oder Gegenständen: „Tuut-tuut". Bei einem Zusammenstoß tauschen die Matrosen die Plätze.

4.11.6 PME im Sitzen mit Fantasiereise zum Ruhebild

Die Kinder werden darüber informiert, dass jeder am Ende der Entspannungsübung, die im Sitzen durchgeführt wird, eine Fantasiereise zum jeweiligen persönlichen Ruhebild unternehmen wird. Die Entspannung wird nach der Reise durch den Körper nicht zurückgenommen, sondern es wird mit der Fantasiereise fortgefahren.

■ **Anleitung zur PME, 7-Muskelgruppen** (vgl. S. 81 und CD-ROM)

■ **Fantasiereise zum Ruhebild** (vgl. S. 86 und CD-ROM)

4.11.7 Nachbesprechung

Die Entspannungsübung und das Ruhebild werden mit jedem Kind nachbesprochen.

> Habt ihr euch gut entspannen können? Wo wart ihr in der Fantasiereise? Habt ihr sie genossen? Wie fühlt ihr euch jetzt? Gab es irgendwelche Schwierigkeiten?

4.11.8 Wiederholung des Rollenspiels

Das Rollenspiel wird wie beim ersten Durchgang wiederholt (nochmals das Ziel verdeutlichen, möglichst dieselben Rollen vergeben, spielen, nachbesprechen). Das Rollenspiel wird mit dem Ziel wiederholt, das Verhalten im Rollenspiel zu verbessern oder andere Reaktionen auszuprobieren. Dazu wird zunächst der Hauptspieler gefragt, was er gerne verbessern möchte. Mit Hilfe von Ratschlägen und Ideen der Gruppenmitglieder und gegebenenfalls der TherapeutInnen wird das Ziel sowie das Zielverhalten auf Flip-Chart-Papier festgehalten (z. B. sich mit ruhiger Stimme entschuldigen, Fehler zugeben, kurze, klare Erklärungen).

Nach dem Spielen wird das Rollenspiel nachbesprochen. Verbesserungen beim zweiten Durchgang werden besonders hervorgehoben und verstärkt.

> Wie war es im Vergleich zu vorher, wie hast du dich gefühlt? Was war anders? Was ist dir noch besser gelungen beim zweiten Mal? Hat die Entspannungsübung vorher etwas bewirkt?

4.11.9 Hausaufgabe

Durchführen der Entspannungsübung, auch vor oder nach einer schwierigen Situation.

4.12 Zwölfte Sitzung

Überblick über die Sitzung
– Einführung – Stilleübung – PME 7-Muskelgruppen im Liegen mit Fantasiereise zum Ruhebild – Nachbesprechung – Pause: Bewegungsspiel – Bild der Fantasiereise malen – Muskelgruppen bei der PME – PME 4-Muskelgruppen im Sitzen – Nachbesprechung – Hausaufgabe
Materialien
– Anleitung zur PME, 7-Muskelgruppen – Zauberstab (z. B. kleiner Stock, stumpfer Bleistift o. Ä.) – Papier und Malstifte – Arbeitsblatt: Muskelgruppen-Quiz und Lösung Muskelgruppen-Quiz – Anleitung zur PME, 4-Muskelgruppen, für den Therapeuten und für jedes Kind zum Mitnehmen

4.12.1 Einführung

Zur Einführung werden mögliche Stress-, Ärger- und Angstsituationen besprochen, die sich seit der letzten Sitzung ereignet haben. Die Kinder werden zu eigenen Strategien und kompetentem Verhalten in schwierigen Situationen und zu dem Einrichten von Entspannungsmomenten im Alltag befragt.

> Wie ist es euch seit der letzten Sitzung ergangen? Hattet ihr viel Stress, Ärger- oder Angstsituationen? Wie seid ihr mit diesen Situationen umgegangen? Habt ihr für genügend ruhige, entspannte Momente gesorgt? Seid ihr zufrieden oder würdet ihr gerne was verändern? Habt ihr die Entspannungsübung gemacht? Wie oft?

> Haben euch die Rollenspiele etwas gebracht? Habt ihr in der letzten Zeit Situationen erlebt, in denen ihr jemand anderem gegenüber eure Schuld eingestanden habt oder euch entschuldigt habt? Wie ging das? Wie habt ihr es gesagt? Wie habt ihr euch dabei gefühlt?

4.12.2 Stilleübung

Diese Übung hilft, um Aufmerksamkeit und Ruhe herzustellen und eine sensible Wahrnehmung zu schulen. Alle Kinder setzen sich bequem hin. Die TherapeutIn fordert die Kinder nach einer kurzen Weile auf, die Augen zu schließen. Wenn Stille eingekehrt ist, werden die Kinder aufgefordert, in die Stille zu horchen.

> Horcht in die Stille. Hört ganz genau hin, auf jedes kleine Geräusch. Wir sind jetzt ein paar Minuten ganz still und aufmerksam, bis ich euch sage, dass ihr die Augen wieder öffnen könnt. Danach erzählt ihr, was ihr alles gehört habt.

Die Übung wird nach einer kurzen Weile beendet und die Kinder berichten, was sie gehört haben.

> Was habt ihr gehört? Wie habt ihr die Stille empfunden? Angenehm oder unangenehm? Gibt es in eurem Alltag Momente, in denen wirkliche Stille ist? Genießt ihr die Stille dann? Wenn ja, wo und wann könntet ihr einen Moment der Stille in den Alltag einführen?

4.12.3 PME, 7-Muskelgruppen im Liegen mit Fantasiereise

Die Progressive Muskelentspannung wird im Liegen durchgeführt und im Anschluss an die Reise durch den Körper, vor der Rücknahme der Entspannung, wird eine Fantasiereise ans Meer angeleitet.

Anleitung zur PME, 7-Muskelgruppen (vgl. S. 81 und CD-ROM)

Fantasiereise an das Meer
Nun, in diesem Gefühl völliger Ruhe, betrittst du die Welt deiner Träume und Vorstellungen ... du wirst in deinen Gedanken und in deinem Körper ein sehr schönes und angenehmes Bild schaffen ...

Es ist ein schöner, sonniger Morgen. Die ersten Sonnenstrahlen beginnen langsam, die Welt aufzuwärmen ... du gehst langsam durch die Sanddünen dem Meer entgegen ... du spürst den sich wärmenden Sand unter deinen Füßen, zwischen deinen Zehen ... du spürst, wie der Sand bei jedem Schritt leicht über deinen Fußrücken rieselt ... die Dünengräser bewegen sich leicht im Meereswind ... auch du spürst den Wind sanft auf deiner Haut ... du gehst ganz langsam ... und atmest tief und langsam ... atmest die frische Meeresluft ein ... versuchst, den Geruch vom salzigen Meerwasser und vom Sand einzuatmen ... du gehst und gehst, während die Dünengräser deine Beine streifen ... du lauschst dem Meeresrauschen, dem gleichmäßigen Kommen und Gehen, und den vereinzelten Schreien der Möwen ... dann gelangst du an den Strand und siehst das unendlich große, weite Meer. Es ist, als würdest du zum ersten Mal das Meer sehen, das friedlich in der Sonne glitzert ... es ist als wären tausend Diamanten im Wasser ... es glitzert und funkelt in allen Farben ... du gehst weiter auf das Meer zu ... gehst langsam ... und nimmst die vollkommene Ruhe und Kraft des Meeres in dir auf ... du spürst die Stärke der Wellen, die kommen und gehen, kommen und gehen, ganz gleichmäßig, immer und immer wieder ... du spürst die Ruhe und das Wohlbefinden in dir immer deutlicher ... nichts stört die vollkommene Ruhe und Kraft des Meeres ...

Spüre die angenehme Ruhe ...

Wir werden die Übung jetzt langsam beenden. Komme ganz langsam wieder in diesen Raum zurück ... ganz langsam ... als wenn du aus einem wundervollen Traum aufwachen würdest ... und fühlst dich dabei sehr ruhig und ausgeruht. Atme dann tief durch ... recke, strecke und räkle dich ... und öffne langsam die Augen.

4.12.4 Nachbesprechung

Die Entspannungsübung wird nachbesprochen. Die Kinder geben Rückmeldung, wie gut sie die Fantasiereise vorstellen und genießen konnten.

Habt ihr euch gut entspannen können? Habt ihr die Fantasiereise mitmachen und genießen können? Wie fühlt ihr euch jetzt? Gab es irgendwelche Schwierigkeiten?

4.12.5 Pause

Bewegungsspiel: Zauberer

Einer der Spieler wird zum Zauberer ernannt. Dieser versucht die anderen Mitspieler mit einem Zauberstab zu berühren. Wird ein Spieler berührt, so muss dieser mitten in der Bewegung innehalten und schweigend erstarren. Er darf sich erst wieder bewegen, wenn ein anderer Spieler ihn schüttelt. Hat der Zauberer alle einmal verzaubert, ist der letzte „Verzauberte" nun Zauberer.

4.12.6 Bild malen

Anschließend können die Kinder ein Bild von der Fantasiereise malen.

4.12.7 Muskelgruppen bei der PME

Die Gruppe geht den Text des Muskelgruppen-Quiz gemeinsam durch und korrigiert die Fehler. Durch diese Übung wird das Wissen über Progressive Muskelentspannung wiederholt sowie zu den 4-Muskelgruppen hingeführt.

Arbeitsblatt: Muskelgruppen-Quiz (vgl. S. 96 und CD-ROM)

4.12.8 PME, 4-Muskelgruppen im Sitzen

Eine verkürzte Form der Progressiven Muskelentspannung wird eingeführt, bei der vier große Muskelgruppen angespannt und anschließend entspannt werden. Die Entspannung, die mit der langen Version eingeübt wurde, kann in dieser Form schneller herbeigeführt werden. Ziel ist, dass die Kinder später selbst aussuchen können, welche Form der Muskelentspannung sie anwenden möchten und situationsgerecht eingesetzt werden kann.

Bisher haben wir sieben Muskelgruppen angespannt und entspannt – wisst ihr noch welche? (rechter Arm, linker Arm, Gesicht, Schultern, Rücken und Bauch, rechtes Bein, linkes Bein).

Jetzt wollen wir mal probieren, ob wir uns ebenso gut entspannen können, wenn wir nur noch vier Muskelgruppen an- und entspannen. Das heißt, wir werden z. B. beide Arme gleichzeitig an- und entspannen. Welche Muskelgruppen würdet ihr noch gleichzeitig an- und entspannen? (Schultern und Gesicht, Rücken und Bauch, beide Beine).

Ansonsten ist die Übung dieselbe wie vorher.

Anleitung zur PME, 4-Muskelgruppen (vgl. S. 84 und CD-ROM)

4.12.9 Nachbesprechung

Die kurze Version der Entspannungsübung, ihre Wirkung und eventuelle Schwierigkeiten werden mit jedem Kind besprochen.

Wie ging es mit der Entspannung? Konntet ihr euch gleich gut entspannen wie bei den 7-Muskelgruppen? Gab es Schwierigkeiten oder Unklarheiten?

4.12.10 Hausaufgabe

Die Entspannungsübung mit den 4-Muskelgruppen soll mindestens einmal pro Woche mittels CD oder mit den Eltern geübt werden. Die Kinder nehmen hierfür die Anleitung für die Progressive Muskelentspannung, 4-Muskelgruppen mit nach Hause.

Anleitung zur PME, 4-Muskelgruppen (vgl. S. 84 und CD-ROM)

4.13 Dreizehnte Sitzung

Überblick über die Sitzung
– Einführung – Stilleübung – PME 4-Muskelgruppen im Sitzen mit Fantasiereise zum Ruhebild – Nachbesprechung – Pause: Bewegungsspiel – Gefühle: Stress-, Angst- und Streitsituationen – Hausaufgabe
Materialien
– Anleitung zur PME, 4-Muskelgruppen – Fantasiereise zum Ruhebild – Flip-Chart

4.13.1 Einführung

Zur Einleitung wird besprochen, wie es den Kindern seit der letzten Sitzung ergangen ist und der Bezug zur nachfolgenden Stilleübung hergestellt. Die Kinder geben Rückmeldungen zu den Entspannungsübungen mit 4-Muskelgruppen, die sie als Hausaufgabe durchgeführt haben.

> Wie ist es euch in den letzten Wochen ergangen? Habt ihr im Alltag einige Momente völliger Stille erlebt? Habt ihr euch solche Momente bewusst geschaffen? Wie?
>
> Habt ihr die Entspannungsübung mit den 4-Muskelgruppen gemacht? Hat das geklappt? Konntet ihr euch entspannen?

4.13.2 Stilleübung

Alle Kinder setzen sich bequem hin. Die TherapeutIn fordert die Kinder nach einer kurzen Weile auf, die Augen zu schließen. Wenn Stille eingekehrt ist, werden die Kinder aufgefordert, in die Stille zu horchen.

> Horcht in die Stille. Hört ganz genau hin, auf jedes kleine Geräusch. Wir sind jetzt ein paar Minuten ganz still und aufmerksam, bis ich euch sage, dass ihr die Augen wieder öffnen könnt. Danach erzählt ihr, was ihr alles gehört habt.

Die Übung wird nach einer kurzen Weile beendet und die Kinder berichten, was sie gehört haben.

> Was habt ihr gehört? Wie habt ihr die Stille empfunden? Angenehm oder unangenehm? Gibt es in eurem Alltag Momente, in denen wirkliche Stille ist? Genießt ihr die Stille dann? Wenn ja, wo und wann könntet ihr einen Moment der Stille in den Alltag einführen?

4.13.3 PME, 4-Muskelgruppen im Sitzen mit Fantasiereise zum Ruhebild

Die Kinder werden darüber informiert, dass jeder am Ende der Entspannungsübung, die im Sitzen durchgeführt wird, eine Fantasiereise zum jeweiligen persönlichen Ruhebild unternehmen wird. Die Entspannung wird nach der Reise durch den Körper nicht zurückgenommen, sondern mit der Fantasiereise fortgefahren.

Anleitung zur PME, 4-Muskelgruppen (vgl. S. 84 und CD-ROM)

Fantasiereise zum Ruhebild (vgl. S. 86 und CD-ROM)

4.13.4 Nachbesprechung

Die Entspannungsübung und die Fantasiereise werden mit jedem Kind nachbesprochen.

> Wie ging es mit der Entspannung? Konntet ihr euch gleich gut entspannen wie bei den 7-Muskelgruppen? Was habt ihr gespürt? Wo wart ihr in eurer Fantasiereise? Was habt ihr am meisten genossen?

4.13.5 Pause

> **Bewegungsspiel: Gefühle in Pantomime**
>
> Die Kinder bewegen sich frei im Raum. Die TherapeutIn nennt nun ein Gefühl, die die Spieler schweigend beim Umherlaufen darstellen sollen. Die TherapeutIn nennt Trauer, Langeweile, Freude, Fröhlichkeit, Wut, Ärger, Neugier, Angst, Hoffnung.
>
> In einer zweiten Runde stellt jeweils ein Spieler ein Gefühl in der Bewegung dar, während die anderen zusehen und versuchen, das Gefühl zu erraten.
>
> Anschließend werden die Erfahrungen mit der Darstellung der Gefühle besprochen. Die Unterschiede zwischen den ähnlichen Gefühlen Wut und Ärger, Freude und Fröhlichkeit, Neugier und Hoffnung werden gemeinsam herausgearbeitet.

4.13.6 Gefühle

Anhand der Beispielgeschichten zu Stress-, Angst- und Streitsituationen aus Sitzung 4 bis 6 sollen die Kinder in dieser Sitzung ihr Bewusstsein für und ihr Wissen über Körpersymptome schulen, die Stress/Anspannung, Angst und Ärger/Wut begleiten.

> Wir werden nochmals drei kleine Geschichten mit verschiedenen Situationen vorlesen, die ihr bereits von den vorigen Sitzungen kennt. Wir hatten uns bereits in der Gruppe überlegt, ob ihr ähnliche Situationen kennt und wie man damit umgehen kann. Heute wollen wir uns überlegen, wie man sich in solchen Situationen fühlt. Achtet also genau darauf, wie sich die Person in der Geschichte fühlt und was sie in ihrem Körper spürt. Wenn man traurig ist, spürt man z. B. meistens einen Kloß im Hals.

Stress und Anspannung

Im Folgenden liest die TherapeutIn die kleine Geschichte zu Stress und Anspannung vor.

> **Eine kleine Geschichte**
> Katja hat heute einen anstrengenden Tag. Heute Morgen fing es schon mit einer Riesen-Hetze an, weil sie verschlafen hat. Da hat sie den Bus verpasst und musste zur Schule rennen. Gerade noch rechtzeitig kam sie zum Unterrichtsbeginn in die Klasse. In der großen Pause musste sie noch schnell die Mathe-Hausaufgaben machen, die sie gestern einfach vergessen hat zu machen. In der 5. Stunde in Deutsch hat es zu allem Übel noch ein unangekündigtes Diktat gegeben.
>
> Nach der Schule hatte Katja – wie jeden Dienstag – noch Flötenunterricht. Aber heute war sie nicht so ganz bei der Sache. Sie musste die ganze Zeit daran denken, dass sie morgen eine Geschichtsarbeit hat und noch viel lernen muss. Der Flötenlehrer war nicht sehr erfreut, dass Katja heute so abgelenkt war.
>
> Jetzt ist sie endlich zu Hause und würde so gerne endlich faulenzen und mal ein bisschen Ruhe haben nach der ganzen Hektik. Aber das kann sie nicht, sie muss ja noch lernen. Also setzt sie sich an den Schreibtisch, schlägt das Geschichtsbuch auf und versucht zu lernen.
>
> Aber sie kann sich nicht konzentrieren, denn sie fühlt sich ganz gestresst und angespannt. Sie versucht noch mal zu lesen. Aber sie sieht nur Buchstaben und kann sich nichts merken. Außerdem hat sie so einen Druck im Magen, der sie ablenkt. Am liebsten würde sie das Buch in die Ecke schmeißen!

Gruppenarbeit zu Stress und Anspannung

Die TherapeutIn leitet die Kinder an, in Gruppenarbeit ohne die TherapeutInnen anhand der Geschichte und ihrer eigenen Erfahrungen, Körperempfindungen zu sammeln, die bei Stress auftreten können. Als weitere Aufgabe sollte eines der Kinder die gesammelten Empfindungen auf Flip-Chart-Papier aufschreiben. Die TherapeutInnen entfernen sich für 5 Minuten.

> Besprecht jetzt unter euch, wie sich Stress anfühlt, also was Katja bei so viel Stress spürt und was ihr von solchen Situationen außerdem noch selbst kennt. Sammelt möglichst viel und bestimmt einen von euch, der das alles auf dem Flip-Chart aufschreibt. Wir lassen euch dafür 5 Minuten alleine und besprechen dann, was ihr gefunden habt.

Anschließend werden die gesammelten Körpergefühle mit den TherapeutInnen besprochen und ergänzt (angespannt sein, verspannte Muskeln oder Schmerzen z. B. in den Schultern, Schwierigkeiten, sich zu konzentrieren, abgelenkt, Druck auf dem Magen oder Bauchweh, voller Kopf, Kopfweh, Müdigkeit oder nervös und hibbelig sein …).

Angst

Die TherapeutIn liest eine kleine Geschichte zu Angst vor.

> **Eine kleine Geschichte**
> Heute ist ein besonderer Tag: Matthias fliegt mit seinen Eltern und seiner kleinen Schwester im Flugzeug nach Portugal, um dort Ferien zu machen. Er freut sich riesig auf das Meer und den Strand dort, aber vor dem Fliegen hat er schon ein wenig Angst. Es ist das erste Mal, dass er fliegt.
>
> Heute Morgen hat seine kleine Schwester ihn gefragt: „Sag, Matthias, hast du Angst vor dem Fliegen?" „Ach was, da hab ich doch keine Angst vor. Ich find's toll, mit dem Flugzeug zu fliegen", hat Matthias geprahlt.
>
> Aber jetzt, wo sie in das Flugzeug einsteigen und sich in die Sessel setzen, da hat er schon ein flaues Gefühl im Magen. Und als er sich mit dem Gurt anschnallen soll, da klopft sein Herz ganz wild. Und als das Flugzeug sich langsam in Bewegung setzt, langsam auf die Rollbahn rollt und dann immer schneller wird, da krallt er sich in die Armlehnen und merkt, dass seine Hände schwitzen. Er hat das Gefühl, schlecht Luft zu bekommen und es ist ihm ein wenig schwindlig. Matthias hat ganz schön Angst.
>
> Er kennt das Gefühl, denn manchmal geht es ihm auch so, wenn er einen Mathe-Test schreibt und er schlecht vorbereitet ist. Oder einmal musste er vor der ganzen Klasse an der Tafel stehen und einen Vortrag halten. Da war er anfangs auch ganz aufgeregt. So wie bei der Aufführung mit der Theatergruppe, als alle Eltern und Lehrer ihnen zugeschaut haben.

Gruppenarbeit zu Angst

Wie bei der Gruppenarbeit zu Stress wird die Gruppenarbeit zu Angst erklärt und durchgeführt. Während die Kinder Körperempfindungen sammeln und aufschreiben, die mit Angst verbunden sind, entfernen sich die TherapeutInnen für 5 Minuten.

> Besprecht jetzt unter euch, wie sich Angst anfühlt, also wie sich die Angst bei Matthias anfühlt und was ihr von euch selbst noch kennt, wenn ihr Angst habt. Sammelt möglichst viel und bestimmt wieder einen von euch, der das alles auf dem Flip-Chart aufschreibt. Wir lassen euch dafür 5 Minuten alleine und besprechen dann, was ihr gefunden habt.

Anschließend werden die gesammelten Körpergefühle mit den TherapeutInnen besprochen und ergänzt (flaues Gefühl im Magen, Herzklopfen, schwitzen, schlecht Luft bekommen, Schwindel, Druck auf der Brust, es wird einem heiß oder kalt, Zittern, weiche Knie, zittrige Stimme, sich schlecht konzentrieren können, blockiert sein im Kopf …).

Streit und Wut

Die TherapeutIn liest die kleine Geschichte zu Streit und Wut vor.

> **Eine kleine Geschichte**
> Tobias hat einen richtig guten Freund, den Lukas. Er geht in dieselbe Klasse. Tobias und Lukas sind in den Pausen immer zusammen und laufen einen großen Teil vom Schulweg gemeinsam. Eigentlich haben sie immer richtig viel Spaß miteinander.
>
> Heute hat Tobias dem Lukas lustige Comicgesichter auf dessen Heft gemalt. Eigentlich war es als Spaß gemeint, um Lukas zum Lachen zu bringen, aber Frau Grims, die Lehrerin, hat die Gesichter auf Lukas Heft gesehen und mit Lukas ganz schön geschimpft. Jetzt muss Lukas das ganze Heft noch mal abschreiben.
>
> Als sie nach der Schule zusammen zurücklaufen, versucht Tobias seinen Freund aufzuheitern, indem er Frau Grims nachäfft und Witze über sie macht. Aber Lukas findet das gar nicht witzig, sondern schreit Tobias an: „Hör auf du blöder Hund!" und schubst ihn. Da wird auch Tobias sauer, wo er sich doch so viel Mühe gibt, dass Lukas wieder guter Laune ist. „Du Spielverderber"! schreit Tobias zurück. „Kannst ja gar nicht lachen. Bist ja wie einer auf 'ner Trauerfeier. Dann lauf halt allein heim. Ich such mir

> jemand, der noch was von Witzen versteht!" Da fängt Lukas an, ihn ganz laut und mit ganz gemeinen Ausdrücken zu beschimpfen, so dass sich andere Kinder umdrehen und blöd kichern. Tobias platzt so richtig der Kragen. Er hat einen richtigen Kloß im Bauch und bekommt einen ganz roten Kopf. Er ist stinksauer, dass Lukas so gemein zu ihm ist, nur wegen der blöden Frau Grims. Er will Lukas auch beschimpfen, aber ihm fallen nicht so gemeine Schimpfwörter ein. Seine Kehle (Hals) ist wie zugeschnürt und ihm ist ganz heiß. Er ballt die Fäuste ganz fest. Am liebsten würde er auf Lukas losgehen.

Gruppenarbeit zu Wut

Wie bei der Gruppenarbeit zu Stress und zu Angst wird die Gruppenarbeit zu Wut erklärt und durchgeführt. Während die Kinder Körperempfindungen sammeln und aufschreiben, die mit Wut verbunden sind, entfernen sich die TherapeutInnen für 5 Minuten.

> Besprecht jetzt unter euch, wie sich Wut anfühlt, also wie sich die Wut bei Tobias anfühlt und was ihr von euch selbst noch kennt, wenn ihr sehr wütend seid. Sammelt möglichst viel und bestimmt wieder einen von euch, der das alles auf dem Flip-Chart aufschreibt. Wir lassen euch dafür 5 Minuten alleine und besprechen dann, was ihr gefunden habt.

Anschließend werden die gesammelten Körpergefühle mit den TherapeutInnen besprochen und ergänzt (Kloß im Bauch, roter Kopf, d.h. es läuft viel Blut in den Kopf, zugeschnürte Kehle, es ist einem heiß, große Anspannung in den Muskeln, Herzklopfen …).

4.13.7 Hausaufgabe

Üben der Entspannungsübung mit den 4-Muskelgruppen, mindestens einmal pro Woche.

4.14 Vierzehnte Sitzung

Überblick über die Sitzung
– Einführung – Einstimmungsspiel – Erinnerungsreise zu einer schwierigen Situation – Besprechung – Rollenspiel zu schwieriger Situation – Pause: Bewegungsspiel – PME, 4-Muskelgruppen im Sitzen mit Fantasiereise zum Ruhebild – Nachbesprechung – Wiederholung des Rollenspiels – Hausaufgabe
Materialien
– (nach Möglichkeit) Handtrommel, Rassel oder Musik – Rollenspiel-Ideen: Sich wehren – Anleitung zur PME, 4-Muskelgruppen – Fantasiereise zum Ruhebild – Flip-Chart

4.14.1 Einführung

Zur Einführung in die Sitzung wird insbesondere das Ausdrücken von Gefühlen im Alltag thematisiert. Die TherapeutIn macht den Kindern Mut, Gefühle angemessen auszudrücken.

Weiterhin wird nach den Entspannungsübungen als Hausaufgabe gefragt und bei Bedarf näher besprochen.

> Wie ist es euch seit der letzten Sitzung ergangen? Hattet ihr genügend Momente der Ruhe, Entspannung, Stille? Hab ihr in der letzten Zeit mal bewusst auf eure Gefühle geachtet? Konntet ihr eure Gefühle zeigen? Wann fällt es euch leicht, wann nicht? Welche Gefühle könnt ihr nicht so gut zeigen? Was würde euch dabei helfen?
>
> Wie ging die Entspannungsübung zu Hause?

4.14.2 Einstimmungsspiel: Spaziergänger

Nach Möglichkeit gibt die TherapeutIn oder KotherapeutIn einen Rhythmus mit einer Handtrommel, einer Rassel oder Ähnlichem vor oder lässt Musik laufen. Sie gibt den Kindern Anweisungen, wie sie sich zur Musik frei im Raum bewegen sollen:

> Wie ein Sonntags-Spaziergänger ..., wie eine Frau mit hochhackigen Schuhen ..., wie ein Wanderer mit Stock und Rucksack ..., wie eine alte gebrechliche Oma ..., wie ein Vater, der einen Kinderwagen schiebt ..., wie ein Kind, das barfuß über spitze Steine geht ..., wie ein Reiter auf seinem Pferd ..., wie eine Frau mit ihrem Freund unter einem Regenschirm ..., wie zwei Arbeiter, die eine Leiter tragen ..., wie ein Supersportler, der einen Marathon läuft ..., wie ein kleines Kind, das mit einem großen Hund an der Leine spazieren geht ..., wie ein Bodybuilder ..., wie ein Junge mit einem Gipsfuß.

4.14.3 Erinnerungsreise zu einer schwierigen Situation

Diese Übung dient der Einstimmung in das Thema des Rollenspiels, indem die Kinder angeleitet werden, sich an eine Situation zu erinnern, in der sie sich wehren oder sich behaupten mussten oder ihre eigene Meinung vertreten mussten oder wollten.

> Setzt euch bequem hin, die Füße nebeneinander auf den Boden, die Arme auf die Oberschenkel ... lass Ruhe einkehren ... und schließe die Augen ... achte auf deine Atmung ... einmal tief durchatmen ... und weiteratmen, ganz regelmäßig ... spüre, wie sich deine Bauchdecke von alleine hebt und Luft in deine Lunge strömt und wieder ausströmt, wie von alleine ... dann lenke deine Aufmerksamkeit nach innen ... und spüre, wie du dich jetzt im Moment fühlst ... vielleicht findest du für dich ein Wort, das gut beschreibt, wie du dich im Augenblick fühlst ... dann geh in Gedanken zurück, die letzten Tage und Wochen ... gab es mal eine Situation, in der du dich wehren musstest? ... In der jemand ungerecht zu dir war? ... Oder dir Unrechtes getan hat? ... Was ist da genau passiert? ... Wie hast du reagiert? ... Hättest du gerne anders reagiert?
>
> Versuche dich zu erinnern, wie du dich gefühlt hast ... vielleicht findest du ein Wort um es zu beschreiben ...
>
> Wenn du dir dein Gefühl gut vorstellen kannst, dann kannst du die Augen öffnen, dich strecken und das Wort sagen, das deine Gefühle in der Situation am besten beschreibt.

4.14.4 Besprechung der Situation

Jedes Kind beschreibt die erlebte Situation und die Gefühle in der Situation. Die Kinder werden ermutigt und verstärkt, offen zu erzählen.

> Was für ein Wort hast du gefunden? Was war das für eine Situation? Wer war beteiligt? Worum ging es? Wie hast du dich gefühlt? Wie hast du reagiert? Wie hat die andere Person/haben die anderen Personen reagiert? Ist das schon häufiger vorgekommen?

4.14.5 Rollenspiel zu schwieriger Situation

Thema
• Sich wehren
• Sich behaupten
• Eigene Rechte und Meinung vertreten

Das Rollenspiel zum Thema: „sich wehren, sich behaupten" wird vorbereitet, indem eine der erzählten Situationen oder ein von der TherapeutIn vorgegebenes Beispiel (vgl. S. 109) ausgewählt wird. Die ausgewählte Situation und das Vorgehen im Rollenspiel werden im Detail besprochen.

> Wir werden jetzt nochmals ein Rollenspiel machen. Heute geht es darum, wie man reagieren kann, wenn man sich wehren und seine Meinung vertreten muss. Wir haben uns zwei Beispiele ausgedacht, die wir im Rollenspiel spielen können. Oder wir spielen eine Situation, die einer von euch schon mal erlebt hat.

Bei Bedarf bringt die TherapeutIn Beispiele.

■ **Rollenspiel-Ideen: Sich wehren** (vgl. S. 109 und CD-ROM)

Die Situation und Reaktionen werden detailliert erfragt.

> Wir könnten z. B. die Situation von ... bzw. die Beispielsituation nachspielen. Wer würde das gerne ausprobieren? (*Die TherapeutIn hakt nach und macht Mut. ... ihr könnt ausprobieren, anders zu reagieren, und ihr seid ja nicht allein, sondern bekommt Mitspieler ... es müssen sowieso alle mal mitspielen*).

Der Spieler darf sich dann die Mitspieler für jede Rolle aussuchen (außer bei schwierig nachzuspielenden Interaktionen, bei der sich die TherapeutIn/KotherapeutIn für die Rolle anbietet). Details und genaues Verhalten und Dialoge der Mitspielenden werden erfragt. Den Mitspielern muss dabei klar werden, wie sie sich verhalten sollen.

> Wie hast du dich verhalten (falls es bis dahin noch nicht klar ist) und wie willst du dich verhalten? Du darfst jederzeit Stopp rufen, wenn du unterbrechen möchtest.

Der Raum wird der Situation entsprechend hergerichtet, die Mitspieler gefragt, ob sie noch Informationen brauchen. Die anderen Kinder werden aufgefordert, Beobachter zu sein. Die TherapeutIn bringt die Spieler in ihre Rollen (*du bist ..., du bist jetzt ..., und jetzt fangt an*).

Anschließend wird das Rollenspiel durchgeführt. Bei Schwierigkeiten kann das Rollenspiel kurz gestoppt und besprochen werden, Anregungen gesammelt werden, wie man sich verhalten kann, ein Helfer bestimmt werden. Danach beendet die TherapeutIn das Spiel und entlässt die Spieler aus ihren Rollen. Der Hauptspieler soll zuerst erzählen, wie es für ihn war, danach die Mitspieler, Beobachter und TherapeutInnen. Insgesamt wird positives Feedback gegeben und negative Kritik begrenzt.

Die TherapeutIn erklärt das weitere Vorgehen.

> Wir werden nach der Pause die Entspannungsübung machen und das Rollenspiel im Anschluss noch mal spielen. Dann können wir gemeinsam schauen, ob die Situation einfacher ist, wenn ihr euch vorher entspannt habt.

4.14.6 Pause

> **Bewegungsspiel: Riese und Zwerg**
>
> Der Spielleiter erzählt die Geschichte vom großen Riesen und vom kleinen Zwerg und begleitet sie mit entsprechenden Bewegungen, die von allen Spielern mitgemacht werden:
>
> *Der große Riese* (Arme und Körper lang in die Höhe strecken) *und der kleine Zwerg* (in die Hocke gehen, Arme anlegen) *wohnen zusammen in einem schönen Haus. Am Morgen erwacht zuerst der große Riese* (Arme und Körper strecken) *und steigt aus dem Bett* (mit gestreckten Armen einen großen Schritt mit angezogenen Knien machen.) *Dann öffnet er das Fenster* (mit gestreckten Armen entsprechende Bewegung machen) *und streckt sich* (mit erhobenen Armen Körper recken und strecken). *Nun springt auch der kleine Zwerg aus dem Bett* (in die Hocke gehen, Arme anlegen und hüpfen). *Er geht zum großen Riesen* (in der Hocke mit angelegten Armen ein paar Schritte machen), *nun strecken und recken sich beide gleichzeitig* (mehrmals im Wechsel aufstehen, sich lang machen und strecken, dann wieder in die Hocke gehen und so die Arme recken). *Der große Riese macht nun zwei große Schritte zu seinen Kleidern* (mit erhobenen Armen und gestrecktem Körper zwei große Schritte machen), *und der kleine Zwerg macht vier Schritte zu seinen Kleidern* (in die Hocke gehen, Arme anwinkeln und vier kleine Schritte machen). *Beide ziehen sich an, der große Riese macht drei große Schritte* (gestreckt mit erhobenen Armen drei große Schritte machen), *und der kleine Zwerg macht sechs kleine Schritte* (in die Hocke gehen, mit angewinkelten Armen sechsmal hüpfen) *zur Tür, und – plötzlich sind beide verschwunden.*

4.14.7 PME, 4-Muskelgruppen im Sitzen mit Fantasiereise zum Ruhebild

Die TherapeutIn leitet die Gruppe zur Entspannungsübung an und leitet nach der Reise durch den Körper in die Fantasiereise zum Ruhebild über.

▪ **Anleitung zur PME, 4-Muskelgruppen** (vgl. S. 84 und CD-ROM)

▪ **Fantasiereise zum Ruhebild** (vgl. S. 86 und CD-ROM)

4.14.8 Nachbesprechung

Die Entspannungsübung und die Fantasiereise werden nachbesprochen.

> Wie ging es mit der Entspannung? Konntet ihr euch gleich gut entspannen wie bei den 7-Muskelgruppen? Wo wart ihr in eurer Fantasiereise? Was habt ihr am meisten genossen?

4.14.9 Wiederholung des Rollenspiels

Das Rollenspiel wird wie beim ersten Durchgang wiederholt (nochmals das Ziel verdeutlichen, möglichst dieselben Rollen vergeben, Spielen, nachbesprechen). Das Rollenspiel wird mit dem Ziel wiederholt, das Verhalten im Rollenspiel zu verbessern oder andere Reaktionen auszuprobieren. Dazu wird zunächst der Hauptspieler gefragt, was er gerne verbessern möchte. Mit Hilfe von Ratschlägen und Ideen der Gruppenmitglieder und gegebenenfalls der TherapeutInnen wird das Ziel sowie das Zielverhalten auf Flip-Chart-Papier festgehalten (z. B. mit fester, bestimmter Stimme sprechen, bei der eigenen Meinung bleiben, sachlich bleiben, keine Beleidigungen).

Nach dem Spielen wird das Rollenspiel nachbesprochen. Verbesserungen beim zweiten Durchgang werden besonders hervorgehoben und verstärkt.

> Wie war es im Vergleich zu vorher, wie hast du dich gefühlt? Was war anders? Was ist dir noch besser gelungen beim zweiten Mal? Hat die Entspannungsübung vorher etwas bewirkt?

4.14.10 Hausaufgabe

Regelmäßige Durchführung der Entspannungsübung mit den 4-Muskelgruppen.

4.15 Fünfzehnte Sitzung

Überblick über die Sitzung
– Einführung – Einstimmungsübung – Bildmeditation und malen – Mein Körper – Pause: Bewegungsspiel – PME, 4-Muskelgruppen im Sitzen mit Fantasiereise zum Ruhebild – Nachbesprechung – Die 4 Muskelgruppen in den Körperumriss einzeichnen – Hausaufgabe
Materialien
– Papier und Malstifte – mehrere große Bögen Papier, z.B. 3 Flip-Chart-Papier aneinandergeklebt – Bild Körpermuskeln – Fantasiereise zum Ruhebild – Anleitung zur PME, 4-Muskelgruppen

4.15.1 Einführung

Zu Beginn der Sitzung wird in der Gruppe erfragt, ob seit der letzten Sitzung Situationen im Alltag vorgekommen sind, in denen sich die Kinder wehren mussten oder ihre Meinung vertreten mussten. Weiterhin werden die Entspannungsübungen zu Hause oder in schwierigen Situationen besprochen.

> Wie ist es euch seit der letzten Sitzung ergangen? Habt ihr Situationen gehabt, in denen ihr euch wehren musstet oder eure Rechte oder die eigene Meinung vertreten musstet?
>
> Habt ihr die Entspannungsübung gemacht?

4.15.2 Einstimmungsübung

Mit dieser Übung werden die Kinder auf die folgende Meditationsübung eingestimmt.

Die TherapeutIn leitet die Kinder an, sich vorzustellen, eine Pflanze zu sein, die aus einem Samenkorn wächst, immer größer wird, reift und wieder verwelkt. Die Kinder sollen das Wachstum und Verwelken mit ihren Bewegungen imitieren.

Wachsen und Welken der Pflanze
(Zu Beginn rollen sich alle Kinder auf Bodenmatten zusammen:) Du bist ein kleines Samenkorn im Boden, eng zusammengerollt, und schläfst. *(Unter Anleitung der TherapeutIn beginnen sie, sehr langsam zu wachsen und immer größer und größer zu werden:)* Da kommt der Regen und macht den Boden feucht, und du wachst auf, dann scheint die Sonne und du beginnst zu wachsen, streckst dein Köpfchen aus der Erde und streckst dich, ganz langsam, da wachsen dir Blätter, die Blätter entfalten sich, und du wirst immer größer.

(Sind die Pflanzen groß und ausgewachsen, wenden sie sich der Sonne zu, strecken und recken sich, stehen in voller Reife und beginnen schon wieder, langsam zu welken. Nach und nach fallen sie wieder in sich zusammen, auf den Boden zurück:) Du bist eine große und stattliche Pflanze und liebst das Licht, langsam wendest du dich der Sonne zu, um ganz viel Licht zu haben, alle Blätter wenden sich der Sonne zu, die dir den ganzen Sommer lang viel Licht schenkt. Mit der Zeit wird dann der Boden trocken, der Herbst kommt und es wird kühl. Du beginnst langsam zu welken, die Blätter fallen in sich zusammen und hängen schlapp herunter,

> du krümmst dich zusammen und welkst, bis du ganz klein wieder am Boden bist und dich schlafen legst bis zum nächsten Sommer.

4.15.3 Bildmeditation: Rosenbusch

Die Bildmeditation bietet den Kindern die Möglichkeit, sich selbst, der eigenen Identität und dem eigenen Körper mit einem vorgestellten Bild – in der Gestalt eines Rosenbuschs – nachzufühlen und zu beschreiben.

Die Kinder setzten sich möglichst bequem hin und schließen die Augen.

> Setzt euch zunächst bequem hin, die Füße nebeneinander auf den Boden, die Arme auf die Oberschenkel ... nun lass Ruhe einkehren ... und schließe die Augen ... achte auf deine Atmung ... einmal tief durchatmen ... und weiteratmen, ganz regelmäßig ... spüre, wie sich deine Bauchdecke von alleine hebt und Luft in deinen Bauch strömt und wieder ausströmt, wie von alleine ...

Anschließend leitet die TherapeutIn die Kinder an, sich genau vorzustellen und auszumalen, ein Rosenbusch zu sein.

> Stell dir vor, du bist ein Rosenbusch ...
>
> Du bist ein Rosenbusch ... Was für ein Rosenbusch bist du? ... Wo stehst du? ... Kannst du deine Wurzeln spüren? ... Wie tief stecken sie im Boden? ... Fühlst du deine Wurzeln? ... Wie fühlt sich dein Stamm an? ... Ist er dick und kräftig oder eher dünn und biegsam? ... Spüre hin ... Wie fühlen sich deine Zweige an? ... Hast du viele Zweige? ... Wie fühlen sich deine Blätter an? ... Hast du viele Blätter? ... Wie sind die Blätter? ... Kannst du sie spüren? ... Hast du viele Blüten? ... Welche Farbe haben sie? ... Wie sehen sie aus? ... Wie riechen sie? ... Wie fühlen sich die Blüten an? ... Wie sieht deine Umgebung aus? ... Bist du alleine? ... Wachsen andere Rosenbüsche oder Pflanzen und Bäume in deiner Umgebung? ... Kommen auch Menschen oder Tiere in deine Nähe? ... Wie ist das für dich als Rosenbusch? ...

> Jetzt beenden wir die Übung langsam, indem wir wieder Mensch werden ... tief durchatmen ... in diesen Raum zurückkommen ... uns strecken ... und die Augen öffnen.

Nach Beendigung der Meditation erhält jeder die Gelegenheit, zu beschreiben, was für ein Rosenbusch er war, wie er sich angefühlt hat und was für Erfahrungen er dabei gemacht hat.

Rosenbusch malen

Die Kinder erhalten anschließend die Gelegenheit, sich als Rosenbusch zu malen.

4.15.4 Mein Körper

Um das Wissen über den menschlichen Körper und die Muskeln sowie die Wahrnehmungsfähigkeit zu schulen, wird der Körperumriss eines Kindes, das sich auf einen großen Bogen Papier legt, aufgezeichnet. Mit Hilfe eines Bildes der Körpermuskeln und der eigenen Wahrnehmung des Körpers bei der Entspannungsübung (nach der Pause) zeichnen die Kinder die Muskeln oder Muskelgruppen in den Körperumriss.

> Nachdem wir uns vorgestellt haben, ein Rosenbusch zu sein, wollen wir uns mit unserem Körper als Mensch beschäftigen. Wir werden jetzt den Umriss des Körpers von einem von uns aufmalen und dann bei der Entspannungsübung mit den 4 Muskelgruppen nochmals genau darauf achten, wie sich die Muskelgruppen anfühlen, wenn wir sie an- und entspannen, und wo sie liegen.

Ein Kind legt sich auf ein (körper-)großes Flipchart-Papier auf den Rücken, die Arme rechts und links vom Körper. Die anderen Kinder erhalten die Aufgabe, möglichst nah am Körper entlang den Körperumriss zu zeichnen.

Anschließend betrachten die Kinder ein Farbbild von den Körpermuskeln.

Bild: Körpermuskeln (vgl. S. 98 und CD-ROM)

4.15.5 Pause

Bewegungsspiel: Das ist mein Ellbogen

Die Spieler sitzen im Kreis. Der Spielleiter geht zu einem der Kinder, fasst sich an die eigene Nase und sagt: „Das ist mein Ellbogen." Das angesprochene Kind muss nun genau umgekehrt reagieren: es muss sich an den Ellenbogen fassen und sagen: „Das ist meine Nase." Hat es richtig reagiert, geht der Spielleiter zu einem anderen Mitspieler, fasst sich z. B. an das Knie und sagt: „Das ist mein Ohr." Der angesprochene Mitspieler muss sich als Antwort ans Ohr fassen und sagen: „Das ist mein Knie." Nach dem ersten Durchlauf wird jeweils der erste Spieler, der richtig reagiert hat, neuer Spielleiter.

4.15.6 PME, 4-Muskelgruppen im Sitzen mit Fantasiereise zum Ruhebild

- **Anleitung zur PME, 4-Muskelgruppen** (vgl. S. 84 und CD-ROM)

- **Fantasiereise zum Ruhebild** (vgl. S. 86 und CD-ROM)

4.15.7 Nachbesprechung

Die Entspannungsübung und die Fantasiereise werden in der Gruppe nachbesprochen.

> Wie ging es mit der Entspannung? Konntet ihr euch gleich gut entspannen wie bei den 7-Muskelgruppen? Was für ein Ruhebild hattet ihr?

4.15.8 Die vier Muskelgruppen in den Körperumriss einzeichnen

Das Bild mit den Körpermuskeln wird nochmals vorgelegt. Die Kinder sollen nun in Gruppenarbeit diskutieren und schließlich in den lebensgroßen Körperumriss die Muskeln einer Muskelgruppe der durchgeführten PME farbig einzeichnen. Dabei kommt es nicht darauf an, die einzelnen Muskeln exakt einzuzeichnen, sondern z. B. bei den Armen zu erkennen, dass es Handmuskeln gibt, Muskeln im Unterarm und im Oberarm. Die vier Muskelgruppen der PME können durch verschiedene Farben markiert werden.

4.15.9 Hausaufgabe

Regelmäßiges Durchführen der Entspannungsübung mit den 4-Muskelgruppen.

4.16 Sechzehnte Sitzung

Überblick über die Sitzung
– Einführung
– Bildmeditation und malen
– Pause: Bewegungsspiel
– PME im Sitzen mit Fantasiereise
– Nachbesprechung
– Zukünftiger Einsatz der PME und Umgang mit Stress, Angst und Ärger
– Rückmeldung und Verabschiedung
– Abschiedsspiel
Materialien
– Papier und Malstifte
– Anleitung zur PME, 4-Muskelgruppen
– Merkblatt Stress etc.

4.16.1 Einführung

Zur Einführung wird v. a. die Körperwahrnehmung bei der Durchführung der Entspannungsübung thematisiert. Die TherapeutIn erfragt außerdem, wie geübt sich die Kinder in dem Entspannungsverfahren fühlen und wie selbstständig sie dieses durchführen können.

> Wie ist es euch seit der letzen Sitzung ergangen? Habt ihr die Entspannungsübung mit den vier Muskelgruppen gemacht? Wie funktioniert das? Könnt ihr die verschiedenen Muskelgruppen fühlen? Habt ihr euren Körper deutlicher wahrgenommen?

> Habt ihr das Gefühl, ihr habt die Entspannungsübung mit den vier Muskelgruppen jetzt gut geübt und könnt die Übung auch alleine gezielt machen, wenn ihr euch entspannen wollt, auch in, vor oder nach schwierigen Situationen?

4.16.2 Bildmeditation: Katze

Mit einem anderen Vorstellungsbild – von einer Katze – werden die Kinder angeregt, das vorgestellte Körpergefühl nachzuempfinden.

Die Kinder nehmen eine entspannte Haltung im Sitzen ein und schließen die Augen.

> Setzt euch bequem hin, die Füße nebeneinander auf den Boden, die Arme auf die Oberschenkel ... lass Ruhe einkehren ... und schließe die Augen ... achte auf deine Atmung ... einmal tief durchatmen ... und weiteratmen, ganz regelmäßig ... spüre, wie sich deine Bauchdecke von alleine hebt und Luft in deine Lunge strömt und wieder ausströmt, wie von alleine ...

Anschließend leitet die TherapeutIn die Kinder an, sich genau vorzustellen und auszumalen, eine Katze zu sein.

> Stell dir vor, du bist eine Katze ... Was für eine Katze bist du? ... Eine Hauskatze ... oder eine Wildkatze ... eine Raubkatze ...? Wie fühlt es sich an, eine Katze zu sein? ... Wie siehst du aus? ... Welche Farbe hat dein Fell? ... Wie fühlt sich dein Fell an? ... Wo lebst du? ... Wie fühlt sich dein Körper an? ... Ist er groß und schwer oder klein und leicht? ... Wie fühlen sich deine Pfoten an, deine Beine? ... Wie ist es, wenn du gehst ... langsam ... oder wenn du rennst und springst? ... Kletterst du auch? ... Wie fühlt sich dein Körper an ... und dein Schwanz, wenn er aufgeregt hin- und herschlägt ... Wie fühlt sich dein Kopf an, deine Ohren, dein Maul? ... Wie sieht deine Umgebung aus Katzenaugen aus? ... Bist du alleine? ... Gibt es noch andere Katzen oder Tiere in deiner Umgebung? ... Gibt es auch Menschen in deiner Nähe? ... Wie ist das für dich als Katze? ...

> Jetzt beenden wir die Übung langsam, indem wir wieder Mensch werden ... tief durchatmen ... in diesen Raum zurückkommen ... uns strecken ... und die Augen öffnen.

Nach Beendigung der Meditation erhält jeder die Gelegenheit, zu beschreiben, was für eine Katze er in der Vorstellung war, wie er sich angefühlt hat und was für Erfahrungen er dabei gemacht hat.

Katze malen

Die Kinder erhalten anschließend die Gelegenheit, sich als Katze zu malen.

4.16.3 Pause

Bewegungsspiel: Vollautomatische Gliederpuppe

Die Spieler sitzen im Kreis. Einer beginnt, indem er sagt: „Ich habe eine vollautomatische Gliederpuppe, die macht so:" Der Spieler macht nun irgendeine Bewegung vor, z.B. stampft er mit dem linken Fuß auf den Boden. Alle anderen Spieler ahmen die Bewegung nach. Dann fährt der linke Nachbar des ersten Spielers fort: „Ich habe auch eine vollautomatische Gliederpuppe, die macht so:" Er zeigt eine weitere Bewegung, z.B. macht er den Mund auf und zu. Alle anderen müssen nun auch diese Bewegung nachmachen, ohne aber mit der ersten aufzuhören. Je mehr Spieler an der Reihe waren, desto komplizierter wird es, alle Bewegungen gleichzeitig auszuführen. Das Spiel kann unterbrochen werden, indem einer sagt: „Meine vollautomatische Gliederpuppe ist kaputt." Dann müssen alle Mitspieler in der gerade gemachten Bewegung verharren bis ein anderer wieder mit dem ersten Satz beginnt.

4.16.4 PME, 4-Muskelgruppen im Sitzen mit Fantasiereise

Die Entspannungsübung wird im Sitzen durchgeführt. Die Kinder werden im Anschluss an die Reise durch den Körper in die Fantasiereise ins All geleitet.

Anleitung zur PME, 4-Muskelgruppen (vgl. S. 84 und CD-ROM)

Fantasiereise ins All
Nun, in diesem Gefühl völliger Ruhe, betrittst du die Welt deiner Träume und Vorstellungen ... du wirst in deinen Gedanken und in deinem Körper ein sehr schönes und angenehmes Bild schaffen ...

Stell dir vor, du bist Astronaut. Du hast eine Tagesreise hinter dir und wirst jetzt einen Ausflug ins Weltall machen. Du hast einen Raumfahrtanzug an, der schön leicht und gleichzeitig angenehm warm ist ... du fühlst dich wohl ... Du öffnest nun in aller Ruhe die Öffnung der Weltraumfähre und lässt dich langsam hinausgleiten ... du gleitest hinaus in das strahlende Blau ... alle Schwere ist von dir abgefallen ... du bist ganz leicht ... gleitest leicht und still durch das Blau ... in der Ferne funkeln Sterne und Planeten ... viele sind weit weg ... das ganze All ist bedeckt von glitzernden Sternen ... manche sind viel näher ... ein Planet fällt dir besonders auf ... er ist groß und rund und bewegt sich gemächlich und gleichmäßig auf seiner Kreisbahn ... er zieht ganz ruhig einen großen Bogen um dich herum und dreht sich dabei ganz langsam um die eigene Achse ... du bewunderst seine perfekte, gleichmäßig ruhige und runde Bewegung ... du gleitest dabei schwerelos durch das Blau ... kein Windhauch stört das ruhige Schweben ... du genießt die Stille und die Ruhe ... du betrachtest den Planeten, der sich um seine eigene Achse dreht ... ganz langsam ... und dir dabei ganz verschiedene Farben zeigt ... ein dunkles Blau, so blau wie das All ... ein kräftiges Orange und Rostrot ... nichts stört die vollkommene Ruhe des Weltalls ... das gleichmäßige Gleiten ... Spüre die angenehme Ruhe und Stille ...

Wir werden die Übung jetzt langsam beenden. Komme ganz langsam wieder in diesen Raum zurück ... ganz langsam ... als wenn du aus einem wundervollen Traum aufwachen würdest ... und fühlst dich dabei sehr ruhig und ausgeruht. Atme dann tief durch ... recke, strecke und räkle dich ... und öffne langsam die Augen.

Nun beende die Übung langsam wieder, indem du noch einmal tief durchatmest ... dich reckst, ... streckst ... und räkelst ... und die Augen öffnest.

4.16.5 Nachbesprechung

Die Übung und die Fantasiereise werden nachbesprochen, indem jedes Kind zu seinen Empfindungen befragt wird.

> Wie ging es mit der Entspannung? Konntet ihr euch gleich gut entspannen wie bei den 7-Muskelgruppen? Hat euch die Fantasiereise gefallen? Konntet ihr euch vorstellen durch das All zu gleiten?

4.16.6 Zukünftiger Einsatz der PME und Umgang mit Stress, Angst und Ärger

Die TherapeutIn bespricht mit jedem Kind, ob es weiterhin auch ohne die Gruppensitzungen die Entspannungsübungen machen möchte. Den Kindern wird deutlich gemacht, dass es ihre eigene Entscheidung ist, weiterhin zu üben und die Entspannung einzusetzen oder nicht. Möchten die Kinder die Progressive Muskelentspannung weiterhin nutzen, so wird ein möglichst konkreter Plan erarbeitet, wie und wann, um die tatsächliche Durchführung zu erleichtern. Dabei können Stundenpläne oder individuell erarbeitete Strategien helfen.

> Wie ihr wisst, ist heute die letzte Sitzung. Das heißt, dass wir uns überlegen sollten, ob ihr weiterhin die Übungen machen wollt und wann. Wir geben euch jetzt ja keine Hausaufgaben mehr, so dass ihr selbst entscheiden müsst, wie oft und in welchen Situationen ihr die Entspannungsübung machen wollt.

Die TherapeutIn befragt jedes Kind einzeln, ob es die Übung regelmäßig machen will und in speziellen Situationen. Anschließend wird genau erarbeitet, wann die Übung in den wöchentlichen Stundenplan eingefügt wird bzw. in welchen Situationen die Übung durchgeführt wird und wie das Kind sich daran erinnert bzw. was es tun kann, um es nicht zu vergessen. So kann die Übung in den Schulstundenplan an einem freien Nachmittag eingetragen werden.

Die Kinder schreiben sich nach der Besprechung in der Gruppe jeweils ein persönliches Merkblatt über den Umgang mit Stress-, Angst-, Ärger- und Trauersituationen, das möglichst zu Hause an die Wand gehängt werden soll. Hierbei sollen außer der Entspannungsübung auch andere Umgangsmöglichkeiten genannt werden.

■ **Merkblatt: Stress etc.** (vgl. S. 99 und CD-ROM)

4.16.7 Rückmeldung und Verabschiedung

Die TherapeutIn gibt den Kindern Rückmeldung über die Teilnahme, die Mitarbeit, die Fähigkeit, zu entspannen, Umgang mit schwierigen Situationen (Rollenspiele, Ideen zum Umgang), persönliche und soziale Stärken. Die Rückmeldung sollte möglichst persönlich und positiv formuliert sein; die Stärken des Kindes werden betont.

4.16.8 Abschiedsspiel

Wunschgeschenke
Die Kinder teilen sich in zwei Kleingruppen. Jede Kleingruppe packt für jedes Kind der anderen Gruppe einen „Koffer" mit drei Dingen, die sie dem Kind wünscht. Der Koffer wird von einem Blatt Papier dargestellt, auf den die Kleingruppe die gewünschten Gegenstände und Symbole malt (z.B. ein Kleeblatt für Glück, Strichmännchen für viele Freunde, eine Sonne für schöne Zeiten). Ein Wunschgeschenk darf natürlich auch für mehrere Kinder „eingepackt" werden.
Die TherapeutInnen unterstützen beide Kleingruppen und sorgen dafür, dass nur wohlmeinende Wunschgeschenke eingepackt werden.
Am Ende erhält jedes Kind seinen „Wunschgeschenk-Koffer", den es als Erinnerung an die Gruppe mit nach Hause nimmt.

Literatur

Badegruber, B. (1996). *Spiele zum Problemlösen. Band 1: für Kinder im Alter von 6 bis 12 Jahren.* Linz: Veritas.

Bernstein, D. A. & Borkovec, T. D. (1990). *Entspannungs-Training. Handbuch der Progressiven Muskelentspannung* (5., erw. Aufl.). München: Pfeiffer.

Ettrich, C. (1994). Can Skinnerian theory explain attention deficit disorder? A reply to Barkeley. In L. M. Bloomingdale & J. M. Swanson (Eds.), *Attention deficit disorder, 4,* 235–254. Oxford: Pergamon.

Hamm, A. (1993). Progressive Muskelentspannung. In D. Vaitl & F. Petermann (Hrsg.), *Handbuch der Entspannungsverfahren. Band 1: Grundlagen und Methoden* (S. 245–271). Weinheim: Psychologie Verlags Union.

Hampel, P. & Petermann, F. (1998). Kognitiv-behaviorales Anti-Stress-Training (AST) für acht- bis dreizehnjährige Kinder. *Verhaltenstherapie und Verhaltensmedizin, 2,* 271–292.

Jacobson, E. (1934). *You must relax.* New York: McGraw-Hill Publishing Company.

Klein-Heßling, J. & Lohaus, A. (2012). *Streßpräventionstraining für Kinder im Grundschulalter* (3. Aufl.). Göttingen: Hogrefe.

Krampen, G. (1998). *Einführungskurs zum Autogenen Training.* Ein Lehr- und Übungsbuch für die psychosoziale Praxis. Göttingen: Hogrefe.

Krampen, G. (2000). Interventionsspezifische Diagnostik und Evaluation beim Einsatz systematischer Entspannungsmethoden bei Kindern und Jugendlichen. *Report Psychologie, 25,* 182–205.

Krampen, G. (2012a). *Progressive Relaxation. Ein alltagsnahes Übungsprogramm.* Göttingen: Hogrefe.

Krampen, G. (2012b). *Autogenes Training. Ein alltagsnahes Übungsprogramm zum Erlernen der AT-Grundstufe* (3. Aufl.). Göttingen: Hogrefe.

Kröner-Herwig, B. (1992). Kopfschmerz bei Kindern und Jugendlichen. *Kindheit und Entwicklung, 1,* 19–26.

Merod, R. (2001). Entspannungsverfahren. In M. Borg-Laufs (Hrsg.), *Lehrbuch der Verhaltentherapie mit Kindern und Jugendlichen. Band 2: Interventionsmethoden* (S. 301–326). Tübingen: dgvt.

Miller, S., Breuker, D. & Petermann, F. (1996). „Help Yourself" – Ein Selbstlernprogramm zur Bewältigung chronischer Kopfschmerzen. *Kindheit und Entwicklung, 5,* 249–255.

Ohm, D. (2000). Progressive Relaxation für Kids. Stuttgart: Thieme.

Petermann, U. (1996). Ruherituale und Entspannung mit Kindern und Jugendlichen. Göppingen: Schneider.

Petermann, U. (2012). *Entspannungstechniken für Kinder und Jugendliche* (7. Aufl.). Weinheim: Beltz.

Petermann, U. & Petermann, F. (2000). Entspannungsverfahren bei Kindern und Jugendlichen. In D. Vaitl & F. Petermann (Hrsg.), *Handbuch der Entspannungsverfahren. Band 1: Grundlagen und Methoden* (2., erw. Aufl., S. 392–415). Weinheim: Psychologie Verlags Union.

Petermann, U., Zimmermann, B. & Menzel, S. (1998). Wirkungen kindangemessener Entspannungsverfahren. *Zeitschrift für Heilpädagogik, 11,* 497–506.

Portmann, R. & Schneider, E. (2001). *Spiele zur Entspannung und Konzentration.* München: Don Bosco.

Saile, H. (1996). Zur Indikation von psychologischer Behandlung bei Kindern mit Aktivitäts- und Aufmerksamkeitsstörungen. *Kindheit und Entwicklung, 5,* 112–117.

Unnewehr, S., Schneider, S. & Margraf, J. (1998). *Kinder-DIPS. Diagnostisches Interview bei psychischen Störungen im Kindes- und Jugendalter.* Berlin: Springer.

Vaitl, D. (2000). Psychophysiologie der Entspannung. In D. Vaitl & F. Petermann (Hrsg.), *Handbuch der Entspannungsverfahren. Band 1: Grundlagen und Methoden* (2., erw. Aufl., S. 29–76). Weinheim: Psychologie Verlags Union.

Wolpe, J. (1958). *Psychotherapy by reciprocal inhibition.* Stanford, CA: Standford University Press.

Anhang

Anleitungen zur Entspannungsübung

Anleitung zur PME – 7-Muskelgruppen

I. EINLEITUNG

Setzt euch zunächst möglichst bequem hin. Stellt die Füße nebeneinander auf den Boden, lehnt euch mit geradem Rücken an die Rückenlehne und legt die Arme locker auf die Oberschenkel oder Armlehnen. Macht es euch so bequem wie möglich.

Atme tief ein und langsam wieder ganz aus. Atme nun ruhig weiter.

Wenn du magst, kannst du jetzt oder auch später die Augen schließen. Dann wirst du nicht so leicht abgelenkt. Achte jetzt auf deinen Körper und lasse die Muskeln möglichst locker.

Wir konzentrieren uns gleich auf bestimmte Muskelgruppen. Dann werde ich euch kurz beschreiben, wie ihr die Muskeln anspannt und erst auf das Wort „jetzt" spannt ihr die Muskeln an. Nach einigen Sekunden könnt ihr sie wieder bei „und loslassen" ganz locker lassen.

II. PME – 7-MUSKELGRUPPEN

1. Konzentriere dich jetzt auf den rechten Arm.

Anspannung (5 bis 7 Sekunden):

Winkel deinen rechten Arm an, balle die Hand zur Faust und spanne möglichst alle Muskeln des Ober- und Unterarmes an. Jetzt …

Spüre die Spannung im Arm …

Entspannung (etwa 30 Sekunden):

Und loslassen. Lasse den Arm ruhig herabsinken, öffne die Faust und lasse alle Muskeln ganz locker. Achte auf den Unterschied von An- und Entspannung. Spüre das lockere Gefühl im ganzen Arm … vom Oberarm bis in die Finger … Lasse die Muskeln ganz locker …

2. Achte jetzt auf den linken Arm.

Anspannung (5 bis 7 Sekunden):

Winkel deinen linken Arm an, balle die Hand zur Faust und spanne möglichst alle Muskeln des Ober- und Unterarmes an. Jetzt …

Spüre die Spannung im Arm …

Entspannung (etwa 30 Sekunden):

Und loslassen. Lasse den Arm ruhig herabsinken, öffne die Faust und lasse alle Muskeln ganz locker. Achte auf den Unterschied von An- und Entspannung. Spüre das lockere Gefühl im ganzen Arm … vom Oberarm bis in die Finger … Lasse die Muskeln ganz locker …

3. Wir wandern nun zum Gesicht.

Anspannung (5 bis 7 Sekunden):

Runzle die Stirn, kneife die Augen zu und beiße die Zähne aufeinander. Mache mit dem ganzen Gesicht eine Grimasse. Jetzt …

Achte auf die Spannung im Gesicht …

Entspannung (etwa 30 Sekunden):

Und loslassen. Lasse dein Gesicht ganz locker und ganz glatt werden. Achte darauf, wie es sich anfühlt, wenn sich die Muskeln im ganzen Gesicht mehr und mehr entspannen … Lasse ganz locker …

4. Und wir gehen weiter zu den Schultern.

Anspannung (5 bis 7 Sekunden):

Ziehe die Schultern ganz hoch, so dass die Schultern die Ohren fast berühren. Jetzt …

Achte darauf, wie sich die Spannung anfühlt …

Entspannung (etwa 30 Sekunden):

Und loslassen. Lasse die Schultern locker herabsinken, lasse ganz los. Achte auf den Unterschied zwischen An- und Entspannung. Spüre, wie sich die Entspannung in den Schultern anfühlt … Lasse die Muskeln ganz locker …

5. Nun wandern wir zum Rücken und zum Bauch.

Anspannung (5 bis 7 Sekunden):

Hole tief Luft, ziehe die Schultern nach hinten zusammen und ziehe den Bauch ein. Jetzt … Spüre das Spannungsgefühl in den Muskeln …

Entspannung (etwa 30 Sekunden):

Und loslassen. Atme aus, lasse den Rücken und den Bauch ganz locker. Atme ruhig weiter. Achte auf den Unterschied zwischen An- und Entspannung. Konzentriere dich auf das entspannte Gefühl im ganzen Oberkörper … Lasse alle Muskeln ganz los …

6. Und nun zum rechten Bein.

Anspannung (5 bis 7 Sekunden):

Hebe das rechte Bein vom Sitz leicht hoch, ziehe die Zehenspitze zu dir heran und drehe den Fuß leicht nach innen. Jetzt …

Spüre, wie fest und hart die Muskeln sind …

Entspannung (etwa 30 Sekunden):

Und loslassen. Stelle das Bein wieder in einer ganz bequemen Position ab und lasse alle Muskeln ganz locker. Achte auf den Unterschied zwischen An- und Entspannung. Spüre, wie sich die Entspannung vom Oberschenkel bis in die Zehen anfühlt … Lasse ganz los …

7. Nun weiter zum linken Bein.

Anspannung (5 bis 7 Sekunden):

Hebe das linke Bein vom Sitz leicht hoch, ziehe die Zehenspitze zu dir heran und drehe den Fuß leicht nach innen. Jetzt …

Spüre, wie fest und hart die Muskeln sind …

Entspannung (etwa 30 Sekunden):

Und loslassen. Stelle das Bein wieder in einer ganz bequemen Position ab und lasse alle Muskeln ganz locker. Achte auf den Unterschied zwischen An- und Entspannung. Spüre, wie sich die Entspannung vom Oberschenkel bis in die Zehen anfühlt … Lasse ganz los …

Spüre die angenehme Entspannung im ganzen Körper …

III. REISE DURCH DEN KÖRPER

Bevor wir die Übung beenden, machen wir noch einmal ohne Anspannungsübungen eine Reise durch den ganzen Körper. Versuche dabei, die Muskeln noch ein wenig mehr loszulassen und achte auf das Gefühl der Entspannung.

Wir beginnen die Reise bei den Händen ... achte auf das Gefühl in den Händen ..., den Unterarmen, ... den Oberarmen ... Wir wandern weiter über die Schultern zum Kopf und Gesicht ... spüre, wie sich die Stirn anfühlt, die Augen, die Wangen, der Mund ... der Mund kann leicht geöffnet sein ... Wir gehen weiter zu Hals und Nacken ... spüre, ob du ein wenig mehr loslassen kannst ... Wir wandern weiter zu Brust und Bauch ... fühle, wie sich beim Einatmen Brust und Bauch leicht heben und beim Ausatmen senken und entspannen ... Weiter zu den Beinen ..., von den Oberschenkeln ..., über die Unterschenkel ... zu den Füßen ...

Die Entspannung kann sich mehr und mehr ausdehnen und tiefer und tiefer werden ...

IV. BEENDEN DER ÜBUNG

Nun werden wir die Übung langsam wieder beenden. Atme noch einmal tief ein und aus ... und noch mal ein ... und aus ... Recke dich, räkle dich, ... strecke deine Arme und Beine, ... und dann öffne langsam die Augen. Du kannst noch ein wenig ruhig sitzen bleiben.

Anleitung zur PME – 4-Muskelgruppen

I. EINLEITUNG

Setzt euch zunächst möglichst bequem hin. Stellt die Füße nebeneinander auf den Boden, lehnt euch mit geradem Rücken an die Rückenlehne und legt die Arme locker auf die Oberschenkel oder Armlehnen. Macht es euch so bequem wie möglich.

Atme tief ein und langsam wieder ganz aus. Atme nun ruhig weiter.

Wenn du magst, kannst du jetzt oder auch später die Augen schließen. Dann wirst du nicht so leicht abgelenkt. Achte jetzt auf deinen Körper und lasse die Muskeln möglichst locker.

Wir konzentrieren uns gleich auf bestimmte Muskelgruppen. Dann werde ich euch kurz beschreiben, wie ihr die Muskeln anspannt, und erst auf das Wort „jetzt" spannt ihr die Muskeln an. Nach einigen Sekunden könnt ihr sie wieder bei „und loslassen" ganz locker lassen.

II. PME – 4-MUSKELGRUPPEN

1. Konzentriere dich jetzt auf beide Arme.

Anspannung (5 bis 7 Sekunden):

Winkel beide Arme an, balle die Hände zur Faust und spanne möglichst alle Muskeln der Ober- und Unterarme an. Jetzt …

Spüre die Spannung in den Armen …

Entspannung (etwa 30 Sekunden):

Und loslassen. Lasse die Arme ruhig herabsinken, öffne die Fäuste und lasse alle Muskeln ganz locker. Achte auf den Unterschied von An- und Entspannung. Spüre das lockere Gefühl in den Armen … von den Oberarmen bis in die Finger … Lasse die Muskeln ganz locker …

2. Wir wandern nun zum Gesicht und zu den Schultern.

Anspannung (5 bis 7 Sekunden):

Ziehe die Schultern fast bis zu den Ohren hoch, runzle dir Stirn, kneife die Augen zu und beiße die Zähne aufeinander. Mache mit dem ganzen Gesicht eine Grimasse. Jetzt …

Achte auf die Spannung im Gesicht und in den Schultern …

Entspannung (etwa 30 Sekunden):

Und loslassen. Lasse die Schultern locker herabsinken und dein Gesicht ganz locker und ganz glatt werden. Achte darauf, wie es sich anfühlt, wenn sich die Muskeln im Gesicht und in den Schultern mehr und mehr entspannen … Lasse ganz locker …

3. Nun wandern wir zum Rücken und zum Bauch.

Anspannung (5 bis 7 Sekunden):

Hole tief Luft, ziehe die Schultern nach hinten zusammen und ziehe den Bauch ein. Jetzt … Spüre das Spannungsgefühl in den Muskeln …

Entspannung (etwa 30 Sekunden):

Und loslassen. Atme aus, lasse den Rücken und den Bauch ganz locker. Atme ruhig weiter. Achte auf den Unterschied zwischen An- und Entspannung. Konzentriere dich auf das entspannte Gefühl im ganzen Oberkörper … Lasse alle Muskeln ganz los …

4. Und nun zu den Beinen.

Anspannung (5 bis 7 Sekunden):

Hebe beide Beine vom Sitz leicht hoch, ziehe die Zehenspitzen zu dir heran und drehe die Füße leicht nach innen. Jetzt …

Spüre, wie fest und hart die Muskeln sind …

Entspannung (etwa 30 Sekunden):

Und loslassen. Stelle die Beine wieder in einer ganz bequemen Position ab und lasse alle Muskeln ganz locker. Achte auf den Unterschied zwischen An- und Entspannung. Spüre, wie sich die Entspannung vom Oberschenkel bis in die Zehen anfühlt … Lasse ganz los …

Spüre die angenehme Entspannung im ganzen Körper …

III. REISE DURCH DEN KÖRPER

Bevor wir die Übung beenden, machen wir noch einmal ohne Anspannungsübungen eine Reise durch den ganzen Körper. Versuche dabei, die Muskeln noch ein wenig mehr loszulassen und achte auf das Gefühl der Entspannung.

Wir beginnen die Reise bei den Händen … achte auf das Gefühl in den Händen …, den Unterarmen, … den Oberarmen … Wir wandern weiter über die Schultern zum Kopf und Gesicht … spüre, wie sich die Stirn anfühlt, die Augen, die Wangen, der Mund … der Mund kann leicht geöffnet sein … Wir gehen weiter zu Hals und Nacken … spüre, ob du ein wenig mehr loslassen kannst … Wir wandern weiter zu Brust und Bauch … fühle, wie sich beim Einatmen Brust und Bauch leicht heben und beim Ausatmen senken und entspannen … Weiter zu den Beinen …, von den Oberschenkeln …, über die Unterschenkel … zu den Füßen …

Die Entspannung kann sich mehr und mehr ausdehnen und tiefer und tiefer werden …

IV. BEENDEN DER ÜBUNG

Nun werden wir die Übung langsam wieder beenden. Atme noch einmal tief ein und aus … und noch mal ein … und aus … Recke dich, räkle dich, … strecke deine Arme und Beine, … und dann öffne langsam die Augen. Du kannst noch ein wenig ruhig sitzen bleiben.

Fantasiereise zum Ruhebild

Die Entspannung kann sich mehr und mehr ausdehnen und tiefer werden ...

Nun, in diesem Gefühl von Ruhe, betrittst du die Welt deiner Träume und machst eine Reise zu deinem Ruhebild. Zu welchem Bild möchtest du reisen? ... Wo kannst du Ruhe erleben ...? Es kann ein Bild aus der Natur sein oder ein Ort deiner Träume, oder eine Erinnerung, in der du gerne die Ruhe genießen möchtest ... es ist vielleicht das Ruhebild, das du gemalt hast ...

Wenn du dort ankommst, wird das Bild deutlicher und deutlicher ...

Du siehst dich um und siehst die Farben und Formen ... vielleicht kannst du die schönen Farben bewundern ... wie ist das Licht? ...

Du hast ganz feine Ohren, kannst du die Geräusche hören? ... Oder ist es angenehm still und du genießt die Ruhe? ... Höre genau hin ...

Und während du atmest, atmest du die Gerüche ein ... Wie schmeckt die Luft? ... Wie riecht deine Umgebung? ... Gibt es etwas, an dem du gerne schnuppern würdest? ... Genieße die Gerüche ...

Wenn du auf deinen Körper achtest, was kannst du spüren? ... Kannst du vielleicht einen angenehm kühlen Lufthauch auf der Stirn oder im Gesicht spüren? ... Oder kannst du eine wohlige Wärme spüren? ... Bewegst du dich oder stehst du, sitzt du vielleicht oder liegst du? ... Wie fühlt sich der Untergrund an, auf dem du bist? ... Gibt es etwas, das du gerne berühren würdest? ... Wie fühlt sich dein Körper an?

Vielleicht fühlst du dich immer wohler ...

Spüre die angenehme Ruhe ... Du nimmst das Bild in dir auf ... und spürst die Ruhe und die Kraft in dir ...

Bleibe noch etwas bei dem Bild und in der Ruhe, nur für ein paar Minuten ... dann werden wir ganz langsam wieder zurückkommen, ganz ganz langsam ... als wenn du aus einem wundervollen Traum aufwachen würdest ... und fühlst dich dabei sehr ruhig und ausgeruht ... Atme tief durch, dann räkle dich und strecke dich und öffne langsam deine Augen.

Arbeitsblätter

Gruppenregeln

- Erscheine regelmäßig und pünktlich zu den Gruppensitzungen!

- Höre aufmerksam zu!

- Bei den Entspannungsübungen beobachten wir andere nicht, sondern konzentrieren uns auf uns selbst!

- Wir lachen niemanden aus!

- Außerhalb der Gruppe reden wir nicht über andere Gruppenmitglieder.

- Mach andere nicht schlecht, sondern überlege, was sie anders machen könnten!

- Sei ein aktives Gruppenmitglied!

- Niemand muss reden, alle dürfen reden! Wenn du dich zu einem Thema äußern möchtest, darfst du das, du musst aber nicht.

- Lass andere Gruppenmitglieder ausreden!

Wir sind in einer Gruppe, um einander zu helfen! So nützt die Gruppe nicht nur mir selbst, sondern auch allen anderen!

Behandlungsvertrag

Mir wurde erzählt, was wir in diesem Gruppenprogramm machen und wozu.

Ich weiß, dass es Regeln gibt, die ich einhalten muss.

- Ich nehme regelmäßig an den Gruppensitzungen der Progressiven Muskelentspannung teil. Fehle ich mehr als dreimal, so kann ich nicht mehr an der Gruppe teilnehmen.
- Ich mache bei den gemeinsamen Entspannungsübungen in der Gruppe mit.

Erfülle ich die obengenannten Bedingungen nicht, so kann ich nicht mehr in die Gruppe kommen.

Datum: _____

Unterschrift: _____

Informationsblatt für Kinder und Eltern

Was ist Progressive Muskelentspannung?

Das hier vorgestellte Entspannungstraining heißt Progressive Muskelentspannung. Der Erfinder war Dr. Edmund Jacobson, der sich vor 100 Jahren mit der Muskulatur des Menschen beschäftigte. Ihm fiel auf, dass sich Körper und Seele stark beeinflussen:

Innere Unruhe, Stress und Angst führt zu Anspannung in den Muskeln. Umgekehrt ruft eine lockere, entspannte Muskulatur ein Ruhegefühl und eine lockere, entspannte Stimmung hervor.

Um das zu erreichen, lernen wir, unsere Muskeln systematisch zu entspannen.

Wie funktioniert die Progressive Muskelentspannung?

Die Übungen bestehen darin, dass wir unsere Muskeln kurz anspannen und dann für eine deutlich längere Zeit locker lassen. Dabei achten wir genau auf alle Empfindungen. Durch den Gegensatz zwischen Anspannen und Loslassen der Muskeln wird uns die Entspannung deutlicher bewusst.

Wir machen eine Reise durch den Körper, indem wir nacheinander verschiedene Muskelgruppen des Körpers anspannen und locker lassen und auf die Empfindungen achten, bis der ganze Körper entspannt ist. Die Entspannung in den Muskeln bringt uns in eine ruhige, entspannte Stimmung.

Was für einen Nutzen hat das regelmäßige Entspannungstraining?

Nach dem Entspannungstraining fühlen wir uns körperlich und seelisch wohl. Wir fühlen uns ruhiger und gleichzeitig erfrischt und können uns besser konzentrieren. Wir lernen uns in einer angenehmen Ruhesituation kennen und entwickeln ein besseres Gefühl für körperliche und seelische Entspannung.

Wenn wir gelernt haben uns zu entspannen, können wir besser mit Angst, Unruhe und Hektik umgehen. Entspannungstraining ist natürlich kein Zaubermittel zur Lösung von Problemen, aber es kann helfen, Alltagsprobleme gelassener anzugehen, es gibt Energie und Selbstbewusstsein.

Das Entspannungstraining stärkt und stützt uns. Wir lernen außerdem unseren Körper besser kennen und uns im Körper wohl zu fühlen.

Körperteile der 7 Muskelgruppen	
Male die Körperteile der 7 Muskelgruppen in die Tabelle:	
1) rechter Arm	5) Oberkörper
2) linker Arm	
3) Gesicht	6) rechtes Bein
4) Schultern	7) linkes Bein

Fragenquiz

1) Bringe die Muskelgruppen in die Reihenfolge 1 bis 7, in der wir sie bei der Übung an- und entspannen:

   ☐ Schultern

   ☐ rechter Arm

   ☐ Gesicht

   ☐ linkes Bein

   ☐ linker Arm

   ☐ rechtes Bein

   ☐ Rücken und Bauch

2) Wozu ist die Entspannung gut (mache ein Häkchen bei dem, was zutrifft):

   ☐ dass ich mich wohler fühle

   ☐ gegen Angst und Anspannung

   ☐ gegen Faulheit

   ☐ gegen verspannte Muskeln

   ☐ für ein besseres Körpergefühl

   ☐ als Ersatz zum Schlafen

   ☐ gegen Stress und Unruhe

   ☐ als Lösung für alle Probleme

   ☐ für bessere Schulnoten

   ☐ für mehr innere Ruhe und Ausgeglichenheit

   ☐ um einen kühleren Kopf zu bewahren, wenn ich mich aufrege

3) Wann würdest du die Übung eher im Sitzen machen (S), wann im Liegen (L) und wann würdest du dir nur dein Ruhebild vorstellen und tief durchatmen (R)?
   (Es ist nicht immer nur eine Lösung richtig).

   - vor einem Referat, das du vor der Klasse halten musst sitzt du alleine auf einer Bank am Rande vom Pausenhof

   _____

   - du kommst von der Schule nach Hause, fühlst dich gestresst und schlecht gelaunt und streitest dich mit deiner Mutter

   _____

   - du schreibst eine Klassenarbeit und verstehst vor lauter Aufregung die Aufgabe nicht

   _____

   - du bist zuhause und willst dir etwas Gutes tun

   _____

   - du streitest dich mit deinem Klassenkameraden und regst dich immer mehr auf, obwohl du gelassen und cool bleiben möchtest

   _____

   - du bist in deinem Zimmer und dir geht etwas, was dir Sorgen macht, nicht aus dem Kopf

   _____

   Gibt es noch andere Dinge, die du tun könntest in diesen Situationen?

Lösungen – Fragenquiz

1) *4* Schultern

   1 rechter Arm

   3 Gesicht

   7 linkes Bein

   2 linker Arm

   6 rechtes Bein

   5 Rücken und Bauch

2) ☑ dass ich mich wohler fühle

   ☑ gegen Angst und Anspannung

   ☐ gegen Faulheit

   ☑ gegen verspannte Muskeln

   ☑ für ein besseres Körpergefühl

   ☐ als Ersatz zum Schlafen

   ☑ gegen Stress und Unruhe

   ☐ als Lösung für alle Probleme

   ☐ für bessere Schulnoten

   ☑ für mehr innere Ruhe und Ausgeglichenheit

   ☑ um einen kühleren Kopf zu bewahren, wenn ich mich aufrege

3)
- vor einem Referat, das du vor der Klasse halten musst sitzt du alleine auf einer Bank am Rande vom Pausenhof
  (S, R, ich sage mir: „das schaffe ich" ...)

- du kommst von der Schule nach Hause, fühlst dich gestresst und schlecht gelaunt und streitest dich mit deiner Mutter
  (L, S, ich ziehe mich zurück, ...)

- du schreibst eine Klassenarbeit und verstehst vor lauter Aufregung die Aufgabe nicht
  (R, ich lasse die Aufgabe erstmal aus und mache sie zum Schluss, ...)

- du bist zuhause und willst dir etwas Gutes tun
  (L, ich mache etwas, was ich sehr gerne mache, z.B. Musik hören, ...)

- du streitest dich mit deinem Klassenkameraden und regst dich immer mehr auf, obwohl du gelassen und cool bleiben möchtest
  (R, ich ziehe mich zurück und überlege erstmal in Ruhe, was ich ihm sagen möchte, ...)

- du bist in deinem Zimmer und dir geht etwas, was dir Sorgen macht, nicht aus dem Kopf
  (L, S, ich rede mit jemandem darüber, ...)

Tagesprotokoll					
	Wie habe ich mich heute gefühlt?		Gab es heute etwas, das ich schwierig fand?		Was war das? Überlege gut, ob du nichts vergessen hast!
	eher entspannt	eher angespannt	Ja	Nein	
Montag					
Dienstag					
Mittwoch					
Donnerstag					
Freitag					
Samstag					
Sonntag					

Muskelgruppen-Quiz

Bitte korrigiere, was an dem Text falsch ist:

Die Progressive Muskelentspannung ist eine Übung, um sich zu entspannen. Dadurch dass wir die Knochen erst anspannen und dann entspannen, spüren wir die Entspannung deutlicher. Wenn zum Beispiel mein Arm schlaff herunterhängt wie ein Kartoffelsack, er sich schwer und warm anfühlt, dann ist der Arm sehr angespannt. Wenn ich die Hand zur Faust balle, dann ist sie entspannt. Wenn unser Körper entspannt ist, dann sind wir auch insgesamt entspannter, ruhiger und lockerer. Wir spannen nicht einzelne Muskeln, sondern ganze Muskelgruppen an.

Wenn wir jeden Muskel einzeln an- und entspannen würden, dann wäre die Übung zu kurz. Wir können aber auch größere oder kleinere Muskelgruppen gleichzeitig an- und entspannen.

Eine größere Muskelgruppe ist z. B. die Hand. Eine kleinere Muskelgruppe sind z. B. beide Arme zusammen. Wenn wir die Übung gut können, dann können wir auch größere Muskelgruppen an- und entspannen. Was glaubst du ist der Vorteil?

Lösung Muskelgruppen-Quiz

Die Progressive Muskelentspannung ist eine Übung, um sich zu entspannen. Dadurch dass wir die <u>Muskeln</u> erst anspannen und dann entspannen, spüren wir die Entspannung deutlicher. Wenn zum Beispiel mein Arm schlaff herunterhängt wie ein Kartoffelsack, er sich schwer und warm anfühlt, dann ist der Arm sehr <u>entspannt</u>. Wenn ich die Hand zur Faust balle, dann ist sie <u>angespannt</u>. Wenn unser Körper entspannt ist, dann sind wir auch insgesamt entspannter, ruhiger und lockerer. Wir spannen nicht einzelne Muskeln, sondern ganze Muskelgruppen an.

Wenn wir jeden Muskel einzeln an- und entspannen würden, dann wäre die Übung zu <u>lang</u>. Wir können aber auch größere oder kleinere Muskelgruppen gleichzeitig an- und entspannen.

Eine <u>kleinere</u> Muskelgruppe ist z. B. die Hand. Eine größere Muskelgruppe sind z. B. beide Arme zusammen. Wenn wir die Übung gut können, dann können wir auch größere Muskelgruppen an- und entspannen. Was glaubst du ist der Vorteil?

Antwort:

Es spart Zeit, dadurch kann man die Übung besser zwischendurch machen und in Situationen, in denen man angespannt ist (wie z. B. vor einer Prüfung).

Bild: Körpermuskeln

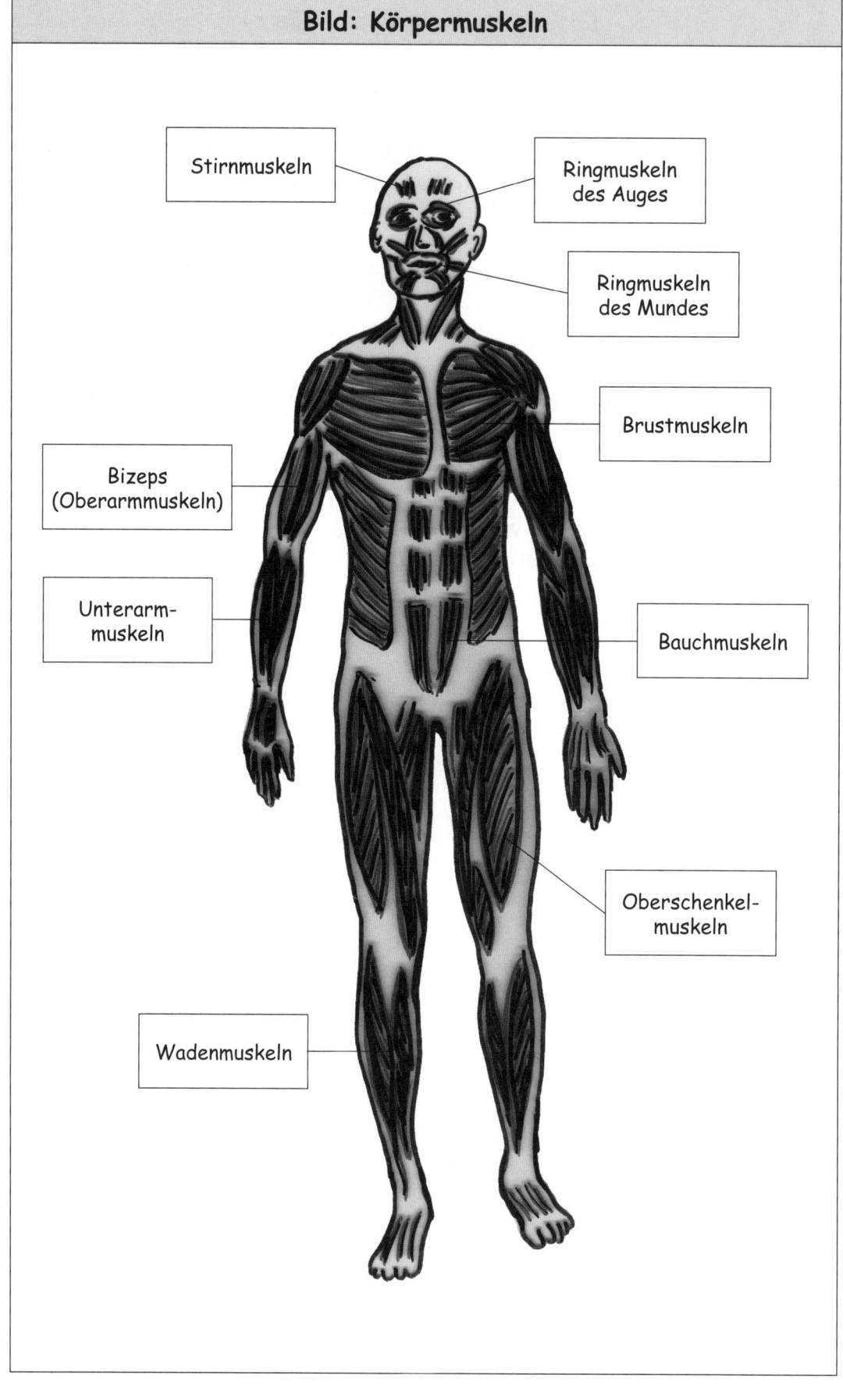

Merkblatt ✎

☞ Wenn ich Stress habe, kann ich

- _____
- _____
- _____
- _____
- _____

☞ Wenn ich Angst habe, kann ich

- _____
- _____
- _____
- _____

☞ Wenn ich wütend bin, kann ich

- _____
- _____
- _____
- _____

☞ Wenn ich traurig bin, kann ich

- _____
- _____
- _____
- _____
- _____

Materialien für Rollenspiele

Rollenspiel-Ideen: Leistungssituation

Thema:

Leistungssituation, sprechen vor der Gruppe, bewertet werden

Gefühle:

Angst, Aufregung, Leistungsdruck, Unsicherheit

Nachdem die Rollen verteilt worden sind (ein Kind referiert, eine Therapeutin spielt die Lehrerin, die anderen stellen die Klasse dar), liest das Kind, das den Vortrag halten wird, laut den Text: „Leben in der Altsteinzeit".

Das Kind kann sich den Text einige Minuten einprägen, während die Mitspieler sich als Klasse in eine Reihe setzen. Dann hält das Kind einen Vortrag, möglichst ohne den Text. Die Lehrerin und Klassenkameraden stellen anschließend Fragen, der Vortragende kann sich irgendwelche passenden Antworten ausdenken, falls die Fragen sich nicht direkt auf den Text beziehen.

Dann wird das Rollenspiel beendet und nachbesprochen.

Nach der Entspannungsübung wird dasselbe Rollenspiel nochmals gespielt, diesmal mit dem Text: „Leben in der Jungsteinzeit". Gleiches Vorgehen und Nachbesprechung.

Rollenspiel: Leistungssituation – Altsteinzeit

Referat

Leben in der Altsteinzeit

Die Menschen in der Altsteinzeit waren Jäger und Sammler. Sie hatten keine festen Wohnsitze, sie waren Nomaden. Sie zogen den Tierherden nach und lebten von der Jagdbeute. Gejagt wurden Rentiere und Bären. Mammut, Bison und Wildpferde trieb man in Fallgruben. In Wäldern sammelten Menschen Beeren und Pilze. Für die Jagd waren die Männer zuständig, die Frauen für das Sammeln.

Rollenspiel: Leistungssituation – Jungsteinzeit

Referat

Leben in der Jungsteinzeit

Die Menschen in der Jungsteinzeit lernten Tiere einzufangen und zu bewachen, junge Tiere zu zähmen und zu füttern. Die Jagd war nicht mehr die einzige und wichtigste Beschäftigung. Die Menschen konnten länger an einem Ort bleiben und Häuser bewohnen. Hund, Ziege, Pferd, Schaf, Rind und Schwein wurden Haustiere. Die Menschen lernten Getreide anzubauen und Rinder vor den Pflug zu spannen.

Rollenspiel: Leistungssituation – Fragen an den Vortragenden

Leben in der Altsteinzeit

Wovon lebten die Menschen?

Wo wohnten sie?

Was für Tiere jagten sie?

Wie erlegten sie Mammut, Bison und Wildpferde?

Was war die Aufgabe der Frauen?

Leben in der Jungsteinzeit

Wie wichtig war die Jagd in der Jungsteinzeit?

Was machten die Menschen mit den Tieren noch?

Wo wohnten die Menschen?

Welche Tiere wurden ihre Haustiere?

Wovon lebten die Menschen noch?

Rollenspiel-Ideen: Sich verteidigen

Thema:

sich gegen falsche Beschuldigungen/Verdächtigungen verteidigen

Gefühle:

Ärger, Wut, „Ohnmacht"

1) Du hast einen Klassenkameraden gesehen, wie er einen Erstklässler gehauen hat. Du gehst zur Lehrerin und erzählst es ihr. Dein Klassenkamerad hört das und beschuldigt dich, den Erstklässler gehauen zu haben. Deine Lehrerin glaubt dir erst nicht. Du versuchst es klarzustellen.

2) In der Klasse ist ein Geldbeutel gestohlen worden. Du glaubst, dass dich die anderen insgeheim verdächtigen. Du willst zu ihnen hingehen und ihnen erklären, dass du es nicht gewesen bist.

Rollenspiel-Ideen: Schuld eingestehen

Thema:

Schuld eingestehen, sich entschuldigen, „seinen Mann stehen"

Gefühle:

Scham, Schuldgefühle, Reue, Angst

1) Du erzählst einem Freund, dass du bei der Klassenarbeit abgeschrieben hast und vom Lehrer erwischt worden bist. Jetzt bekommst du wahrscheinlich eine sechs. Dein Freund versucht dich zu überreden, es deinen Eltern lieber gleich zu erzählen. Du hast aber Angst davor und überlegst, ob du ihnen erzählst, du hättest dich nicht konzentrieren können, weil du dich so krank fühlst, und dich gleich ins Bett legst.

2) Du hast dich mit deinem Freund im Fußballclub darüber gestritten, wer schuld daran ist, dass eure Mannschaft das Match verloren hat. Du hattest ihn beschimpft, alles versaut zu haben und ein ganz mieser Fußballspieler zu sein. Am nächsten Tag willst du dich bei ihm entschuldigen und dich wieder mit ihm vertragen. Dein Freund ist aber noch sauer.

Rollenspiel-Ideen: Sich wehren

Thema:

sich wehren, sich behaupten, eigene Rechte und Meinung vertreten

Gefühle:

Ärger, Unsicherheit/Standhaftigkeit

1) Du bist mit deinen Freunden am Spielen auf einem öffentlichen Platz. Da kommt ein älterer Nachbar und will euch vertreiben, da er sich gestört fühlt. Du willst dir das nicht gefallen lassen, weil du weißt, dass es erlaubt ist, hier zu spielen.

2) Du hast einer netten Oma über die Straße geholfen und wirst deswegen von deinen Freunden ausgelacht. Das ärgert dich sehr und du sagst ihnen deine Meinung.

Trösterspiel

Problemzettel 1 Ich habe Asthma und darf bei nichts Sportlichem mitmachen. Darum habe ich keine Freunde.	**Problemzettel 2** Ich bin der Schwächste in der Klasse. Immer gehen alle auf mich los.	**Problemzettel 3** Ich lebe bei Pflegeeltern. Die haben mich sehr gern und ich sie auch. Aber die anderen Kinder hänseln mich und sagen: „Du kommst sicher ins Heim."
Problemzettel 4 Ich habe ein sehr gutes Zeugnis, aber weil ich nicht gut lesen kann, muss ich mit meinen Eltern jeden Tag zu Hause eine Stunde lesen üben und meine besten Freunde lachen mich aus.	**Problemzettel 5** Ich bekomme fast jeden Tag eine Strafarbeit, weil ich die Hausaufgabe nie in Ordnung habe. Die Anderen glauben, dass ich faul bin.	**Problemzettel 6** Ich bin der Einzige in der Klasse, der einen Sechser im Zeugnis hat. Sicher glauben alle, ich bin dumm.
Problemzettel 7 Weil mich die Sprachheillehrerin betreut, sagen jetzt alle „Stotterer" zu mir.	**Problemzettel 8** Alle sagen „Fettsack" zu mir, weil ich 10 Kilo zu viel habe. Ich würde am liebsten davonlaufen.	**Problemzettel 9** Wenn jemand in der Klasse was anstellt, sagen sie immer, dass ich schuld bin. Die Lehrerin hilft auch immer nur den Anderen.
Problemzettel 10 Mein Vater säuft so viel. Die anderen Kinder erzählen oft, dass sie meinen Vater wieder betrunken am Marktplatz gesehen haben. Ich schäme mich so.	**Problemzettel 11** Meine Eltern mögen meine jüngeren Geschwister lieber als mich.	**Problemzettel 12** Ich habe einmal einen Füller gestohlen. Jetzt sagen immer alle, dass ich ein Dieb bin.
Problemzettel 13 Wir fahren in der nächsten Woche ins Schullandheim. Alle werden erfahren, dass ich Bettnässer bin.	**Problemzettel 14** Ich bin das einzige Kind in der Klasse, das keinen Fernseher hat. Wenn die Anderen über das Fernsehen reden, kann ich nicht mitreden.	**Problemzettel 15** Ich bin erst seit 2 Monaten in dieser Klasse, weil wir umgezogen sind. Ich habe immer noch keine Freunde hier.

(aus „Spiele zum Problemlösen" von Bernd Badegruber, Band 1: für Kinder im Alter von 6 bis 12 Jahren. Veritas, Linz. 7. Auflage, 2002, mit geringfügigen Änderungen)

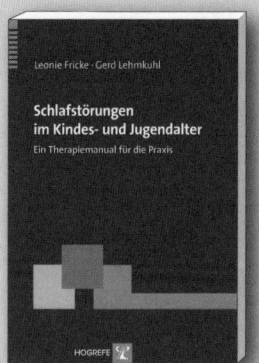

Leonie Fricke
Gerd Lehmkuhl

Schlafstörungen im Kindes- und Jugendalter

Ein Therapiemanual für die Praxis

(Reihe: »Therapeutische Praxis«)
2006, 206 Seiten, Großformat,
€ 34,95 / CHF 46,90
■ ISBN 978-3-8017-1966-1

Das Manual beschreibt die einzelnen Sitzungen eines Therapieprogramms für Eltern mit Kindern und Jugendlichen im Alter von 4 bis 13 Jahren mit Insomnie- und/oder Parasomniebeschwerden. Zunächst wird auf das notwendige Grundlagenwissen zum Schlaf sowie auf die Bedeutung der Schlafhygiene und ihre Umsetzung eingegangen. Strategien für den Umgang mit Konflikten, die im Rahmen der Schlafsituation auftauchen, und Interventionen zur Reduzierung von schlafbezogenen Ängsten schließen sich an. Zudem werden spezifische Maßnahmen zur Behandlung von Ein- und Durchschlafproblemen, Alpträume, Schlafwandeln und Pavor nocturnus vermittelt.

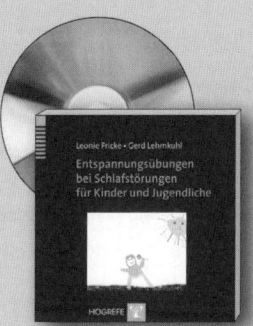

Leonie Fricke · Gerd Lehmkuhl

Entspannungsübungen bei Schlafstörungen für Kinder und Jugendliche

2006, Audio-CD,
€ 16,95 / CHF 24,50
◉ ISBN 978-3-8017-1988-3

Die CD enthält zwei Entspannungsübungen, mit deren Hilfe Kinder und Jugendliche im Alter von 4 bis 13 Jahren lernen können, sich zu entspannen und dadurch besser einzuschlafen.

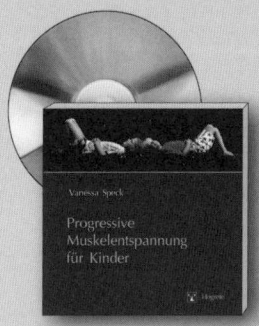

Vanessa Speck

Progressive Muskelentspannung für Kinder

2005, CD,
€ 15,95 / CHF 22,90
◉ ISBN 978-3-8017-1880-0

Die CD enthält Instruktionen mit verschiedenen Entspannungsübungen, die die Kinder selbstständig und trainingsbegleitend zu Hause durchführen können.

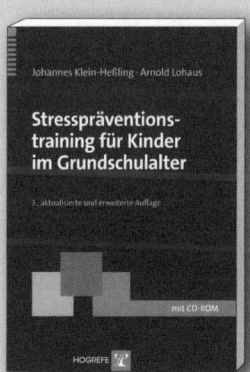

Johannes Klein-Heßling
Arnold Lohaus

Stresspräventionstraining für Kinder im Grundschulalter

3., aktualisierte und erweiterte Auflage 2012, 116 Seiten, Großformat, inkl. CD-ROM,
€ 29,95 / CHF 39,90
■ ISBN 978-3-8017-2431-3
@ E-Book € 26,99 / CHF 37,99

Das Buch beschreibt ein Gruppentraining zur Stressprävention im Grundschulalter. Die dritte Auflage des Manuals gibt eine erweiterte und aktualisierte Einführung in das Thema Stresserleben und Stressbewältigungsverhalten von Kindern und stellt dazu neue Evaluationsergebnisse vor. Alle Arbeitsmaterialien sind nun auch zum direkten Ausdrucken auf einer CD-ROM beigefügt.

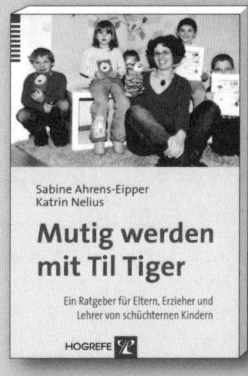

Sabine Ahrens-Eipper
Katrin Nelius

Mutig werden mit Til Tiger

Ein Ratgeber für Eltern, Erzieher und Lehrer von schüchternen Kindern

2009, 122 Seiten, Kleinformat,
€ 14,95 / CHF 21,90
■ ISBN 978-3-8017-2202-9
@ E-Book € 12,99 / CHF 19,–

Ziel des Ratgebers ist es, Informationen über Schüchternheit und soziale Ängste im Kindesalter zu vermitteln und Hilfen bei der Unterstützung und Förderung der betroffenen Kinder zu geben.

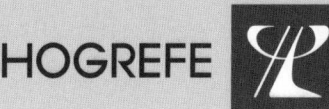

Hogrefe Verlag GmbH & Co. KG
Merkelstraße 3 · 37085 Göttingen · Tel.: (0551) 99950-0 · Fax: -111
E-Mail: verlag@hogrefe.de · Internet: www.hogrefe.de

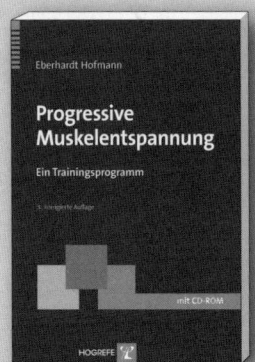

Eberhardt Hofmann
Progressive Muskelentspannung
Ein Trainingsprogramm
(Reihe: »Therapeutische Praxis«)
3., korrigierte Auflage 2012,
102 Seiten, Großformat,
inkl. CD-ROM, € 26,95 / CHF 36,90
■ ISBN 978-3-8017-2416-0
@ E-Book € 23,99 / CHF 33,99

In diesem Band wird ein Trainingsprogramm zur Progressiven Muskelrelaxation vorgestellt, bei dem die rein muskuläre Entspannung mit speziellen Visualisierungsübungen erweitert wird.

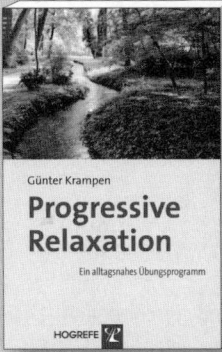

Günter Krampen
Progressive Relaxation
Ein alltagsnahes Übungsprogramm
2012, 63 Seiten, Kleinformat,
€ 12,95 / CHF 18,90
■ ISBN 978-3-8017-2413-9
@ E-Book € 10,99 / CHF 16,–

Die Entspannungsmethode der Progressiven Muskelrelaxation wird in diesem Ratgeber anschaulich und gut umsetzbar beschrieben.

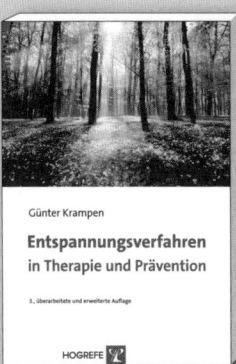

Günter Krampen
Entspannungs-verfahren in Therapie und Prävention
3., überarb. u. erw. Auflage 2013,
478 Seiten, € 49,95 / CHF 66,90
■ ISBN 978-3-8017-2414-6
@ E-Book € 42,99 / CHF 60,–

Der Band informiert über die Grundlagen, Wirkungen und Einsatzmöglichkeiten von Entspannungsverfahren.

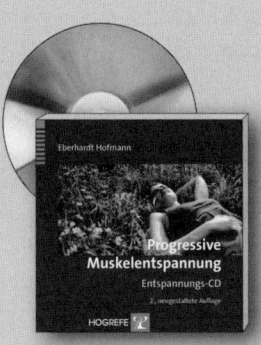

Eberhardt Hofmann
Progressive Muskel-entspannung
Entspannungs-CD
2., neugest. Auflage 2013,
2 Audio-CDs, € 19,95 / CHF 28,50
● ISBN 978-3-8017-2560-0

Die Audio-CDs enthalten Instruktionen mit verschiedenen Übungen zur Progressiven Muskelentspannung.

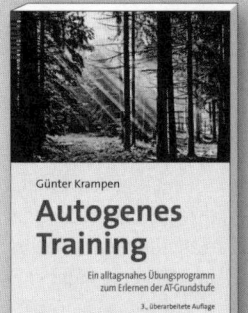

Günter Krampen
Autogenes Training
Ein alltagnahes Übungsprogramm zum Erlernen der AT-Grundstufe
3., überarbeitete Auflage 2012,
50 Seiten, Kleinformat,
€ 12,95 / CHF 18,90
■ ISBN 978-3-8017-2408-5
@ E-Book € 10,99 / CHF 16,–

Der Band erklärt anschaulich und gut verständlich die Grundstufen des Autogenen Trainings und ermöglicht so ein einfaches Erlernen und Anwenden der Übungen im Alltag.

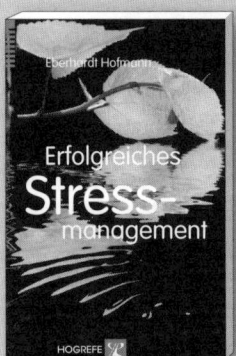

Eberhardt Hofmann
Erfolgreiches Stressmanagement
2013, 252 Seiten, Kleinformat,
€ 22,95 / CHF 32,90
■ ISBN 978-3-8017-2490-0
@ E-Book € 19,99 / CHF 28,–

Der Band vermittelt praktische Methoden zum erfolgreichen Stressmanagement.

www.hogrefe.de

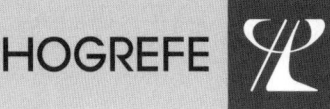

Hogrefe Verlag GmbH & Co. KG
Merkelstraße 3 · 37085 Göttingen · Tel.: (0551) 99950-0 · Fax: -111
E-Mail: verlag@hogrefe.de · Internet: www.hogrefe.de